임상의를 위한

소화기 내시경 삽입법 35가지

Hajime Kuwayama

정 성 애 옮김

신흥메드싸이언스

作品名: 消化器内視鏡挿入法35の基本とコツ
著作者: 獨協医科大学越谷病院消化器内科教授 桑山 肇 編集

35 tips of Upper GI Endoscopy
Ed. by Hajime Kuwayama 2007

First published in Japan 2007 by Van Medical Co.,Ltd..
Korean translation rights arranged with Van Medical Co.,Ltd.
through Shinwon Agency Co.

임상의를 위한

소화기 내시경 삽입법 35가지

2009년 4월 발행

지 은 이 : Hajime Kuwayama
옮 긴 이 : 정 성 애(이화여자대학교 의학전문대학원 소화기내과)
발 행 인 : 홍 성 혁
발 행 처 : **신흥메드싸이언스**
편　　집 : 박 혜 림
디 자 인 : 소 유 미

주　　소 : 서울시 영등포구 양평동3가 15-1번지
월드메르디앙 비즈센터 501호
등록번호 : 제318-2007-000077호
전　　화 : 02) 2165-8670~4
팩　　스 : 02) 2165-8675
홈페이지 : www.shmed.co.kr

I S B N : 978-89-90933-85-0 93510
정　　가 : 35,000원

저자 서문

preface

자동차 운전면허를 취득했을 때를 떠올려 보자. 처음에는 누구나 초보자이다. 소화기 내시경도 마찬가지로 지금까지 지도의가 하는 내시경 기법을 관찰, 보조만 하고 있거나 또는 책으로 밖에 본 적이 없는 것을 실제로 스스로 조작을 하게 되면 매우 힘들어 어찌 할 바를 모르는 경우도 많다. 내시경도 자동차 운전과 마찬가지로 능숙해지려면 어쨌든 자기 자신이 직접 해보는 것이 무엇보다 중요하다. 소화기 내시경 검사는 이제 소화기질환의 진단이나 치료에 없어서는 안 되는 존재가 되고 있다.

본서에서는 편자가 편집 책임을 맡고 있는 잡지 「소화기 임상」에서 호평을 얻은 Vol. 8 No.1 (2005)의 특집 기획에 증례를 추가하여 재편한 것이다. 본서의 각 항목에는 임상 연수의가 내시경을 실제로 실시할 때에 반드시 알아야 할 것만을 엄선해 배치하고 있다.

최근에 명의라고 일컬어지고 있는 능숙한 내시경 의사에게도 초심자일 때가 있었다. 본서는 초심자가 조우하기 쉬운 문제만을 뽑아 해결법과 그 요령을 기술하였다. 따라서 어느 정도 경험하고 나서 실시해야 할 기법, 예를 들어 생검이나 치료 내시경에 대해서는 일체 싣지 않았다. 소화기 내시경 검사 전에 대충 읽어 두고 검사 중에 당황했을 때에 항목을 다시 본다면 처음에는 트러블이 발생하였더라도 다음 번에는 순조롭게 실시할 수 있을 것이다.

본서의 저자들은 현재 실제로 최전선에서 열심히 일하고 있는 내시경 의사들이다. 어떤 일에는 요령이 있다. 그 요령을 아는 것과 모르고 스스로 온갖 고생을 하는 것은 큰 차이가 있다. 꼭 본서를 충분히 활용하여 내시경 검사의 묘미와 즐거움을 알아주었으면 한다.

2006년 12월

Dokkyo(獨協)의과대학 Koshigaya(越谷)병원 소화기내과

Hajime Kuwayama(桑山 肇)

역자 서문

preface

내시경 검사는 환자들이 꺼리는 검사일 뿐 아니라 의사 입장에서도 환자를 힘들게 하거나 실패할 수도 있다는 부담감이 늘 있는 검사이다. 역자가 매일 내시경을 하면서 느낀 점이기도 하지만, 실습에 임하는 학생들이나 내시경 술기를 처음 배우는 전공의들 또는 전임의들에게 내시경을 가르치면서 실감하는 것은 처음 술기를 제대로 익히는 것이 중요하다는 점이다. 처음 배운 대로 내시경을 시행하게 되고 처음 배운 과정이 버릇이 되고 익숙해져서 나중에는 고치기가 어렵게 되기 때문이다.

이 책의 특징은 내시경을 처음 배우는 의사들이나 내시경 보조를 하는 간호사들에게 유익하도록 내시경 시술을 위한 준비과정과 내시경 검사의 세세한 과정 하나하나를 상세히 기록하고 있고 내시경 과정에서 발생할 수 있는 문제점들을 일일이 열거하여 다루고 있다. 내시경 기계를 다루는 요령 및 주변 기기들을 살피는 방법들도 언급되어 있다. 내시경 시술을 배운지 10년이 넘은 역자도 번역 교정을 보는 과정에서 제대로 시술을 하고 있는지 스스로를 돌아보는 좋은 기회가 되었다.

이 책이 내시경을 배우기 위해 내시경실에 첫 발을 딛는 전공의와 전임의들에게 곁에 두고 읽는 책으로 도움이 되었으면 한다. 이미 검사에 익숙하신 선생님들이 수월하게 하는 과정은 때로는 설명을 하거나 질문하기가 어려운 부분들이 있기 때문이다. 초보자들의 가려운 부분을 시원하게 도와줄 수 있을 것으로 여겨진다. 모쪼록 내시경을 시작하는 선생님들이나 이를 보조하는 간호사들이 내시경을 하는 과정이 환자들이 얼마나 불편한가를 늘 상기하면서, 가능한 그들의 어려움을 덜어주고 정확하게 내시경 소견을 해석하는 일에 주력할 수 있기를 바란다.

2009년 3월

이화여자대학교 의학전문대학원 소화기내과

정 성 애

차 례

CONTENTS

III 하부 내시경 69

IV 내시경으로 진단된 특징적인 증례 129

I

상부 · 하부 내시경 공통

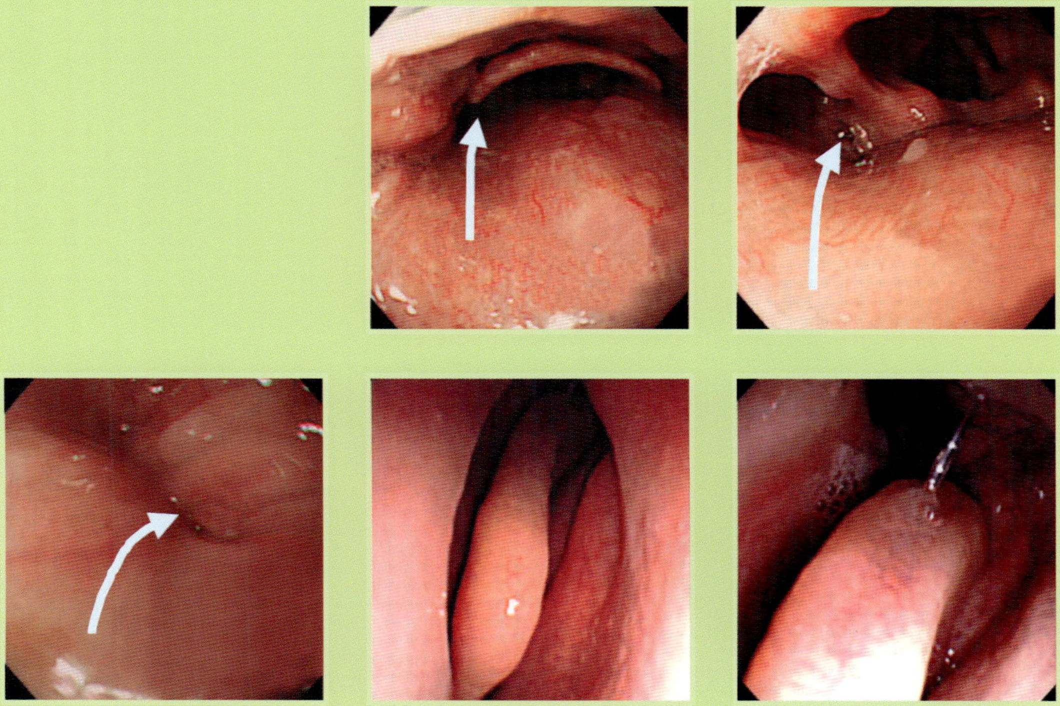

1 검사 전 내시경 기자재의 확인

多田正大*

위험관리(risk management)의 기본

소화기 내시경 검사실 내에서 발생하는 합병증의 발생 빈도는 적지 않다. 합병증을 방지하여 안전하고 정확한 검사를 실시하기 위해서 일본 소화기내시경학회 위험관리위원회에서는 「소화기 내시경 위험관리 지침」이 발표되었다.[1] 원칙적으로는 여기에서 정해진 순서대로 수행하는 것이 바람직하다.

특히 검사 전에 사용하는 기자재나 필요하다고 예측되는 처치 도구 등을 반드시 미리 준비하고 점검하여야 한다. 준비가 부족하여 검사 중에 시술자나 보조자가 우왕좌왕하면 환자는 불신감을 품을 수 밖에 없다. 사전동의(informed consent)는 물론 검사 전 내시경의 확인은 중요한 사항이다.

시설의 사정이나 검사 목적(관찰, 진단만이 목적인지, 증례에 따라 치료도 병행하여 실시하는지)에 따라 준비하는 기자재도 다르므로 각 시설에서는 준비 매뉴얼을 작성해 두어야 한다. 매뉴얼에 따라 검사 전에 반복하여 확인하는 습관을 들여야 하는 것이다.

준비 · 점검해야 할 기자재

1. 전자 내시경 장치

전자 내시경이 일반적으로 임상에서 이용되는데 프로세서, 광원 장치, 화상 기록 장치 등을 포함한 전자 내시경 장치는 어느 한 부분이라도 고장이 나면 모든 내시경 진료가 중단된다. 검사 전에 전기 계통, 마이크로컴퓨터 계통 등에 문제가 없는지를 점검하는 습관을 몸에 익혀야 한다.

2. 내시경

내시경은 소독 후 보관 중에 송기, 송수 노즐이 막히거나 렌즈 표면에 습기가 차는 경우가 적

* 多田消化器クリニック院長

지 않다. 삽입하고 나서야 알아채면 환자는 큰 불편을 겪게 된다. 검사 전에 내시경의 첨단부, 연성부, 조작부별로 점검하는 순서를 매뉴얼화해 두고 보조자와 시술자가 이중 체크하여 점검 누락이 없도록 습관을 기른다.

3. 흡인 장치

흡인 장치는 검사에 꼭 필요한 비품이므로 고장이 나면 검사가 중지된다. 장시간의 사용으로 인하여 모터가 고장나거나 흡인병이 가득 차게 되면 문제가 발생할 수 있으므로 항상 병을 교환해 주는 것을 소홀히 해서는 안 된다. 흡인 장치는 전자 내시경 장치와 같이 고가는 아니기 때문에 가능한 한 예비 흡인 장치를 준비해 두는 것이 바람직하다.

4. 처치 도구

치료 목적이 아닌 관찰만을 실시하는 경우이더라도 생검 겸자, 색소 살포용 튜브, 파악 겸자(grasping forceps) 등의 처치 도구는 검사용 침대 옆에 상비해 두어야 한다. 또한 색소 살포에 대비해 요오드(iodine), 인디고카민(indigo carmine), 톨루이딘블루(toluidineblue) 등의 색소액을 준비해야 한다.

대장 내시경에서 슬라이딩 튜브(sliding tube)를 사용하는 경우에는 내시경의 외경에 있던 튜브를 준비해 안쪽에 윤활제를 도포한다.

검사 중 소화관 출혈에 대한 지혈술을 시행하는 경우가 종종 발생한다. 지혈법에는 여러 가지가 있는데, 적어도 지혈 클립이나 국소 주사용 카테터 등은 항상 손이 닿는 곳에 준비하여 언제라도 사용할 수 있는 상태로 해 두어야 한다. 또한 소아 내시경을 담당하는 시설에서는 이물 제거를 위한 각종 파악 겸자를 준비한다.

표 1-1 검사 전 준비 · 점검해야 할 기자재
전자 내시경 장치 • 프로세서, 광원 장치, 화상 기록 장치 등
내시경 • 직시형, 측시형
흡인 장치
처치 도구 • 생검 겸자, 색소 살포용 튜브, 파악 겸자(grasping forceps), 스네어(snare), 슬라이딩 튜브, 지혈 클립, 국소 주사용 카테터 등
심폐 기능 모니터링 장치
기타 • 검사용 침대, 고주파 전류 발생장치, 구급 세트 등

발견된 소화관 종양을 바로 내시경으로 치료하는 경우에는 항상 시술을 위한 준비를 해 두어야 한다.

5. 심폐 기능 모니터링 장치

환자의 고통 경감을 위하여 진정제 등을 사용하는 경우에는 합병증을 조기에 발견하기 위해 심폐 기능 모니터링 장치가 필요하다. 수면 내시경을 실시하지 않는 경우에도 고령자나 소아, 합병증이 있는 환자에게 검사를 실시하는 경우에는 모니터링이 필요하다. 장치가 정상적으로 작동하는지 미리 점검해야 한다.

6. 기타

발생할 수 있는 문제점들을 생각하면 내시경을 실시하는 것이 답답하게 느껴지게 된다. 그러나 준비 매뉴얼을 제대로 작성하여 평상시부터 매뉴얼에 따르는 훈련을 실시해 두면 복잡한 순서도 그다지 어렵지 않을 것이다. 일본 소화기내시경학회 위험관리위원회가 제창하는 방식에도 각 시설의 자주성을 존중하고 있으므로 각 시설의 실정에 맞는 합병증 방지 매뉴얼, 기자재 준비 매뉴얼을 작성하여 실천하였으면 한다.

참고문헌

1）消化器内視鏡学会リスクマネージメント委員会：消化器内視鏡リスクマネージメント．日本消化器内視鏡学会誌 **46** (12)：2600-2609 (2004)

2 내시경의 송기, 흡인 확인

和田友則*

기본 사항

검사 의사, 의료종사자는 항상 기기가 올바르게 작동하는지 확인하는 습관이 필요하며, 내시경 삽입 후에 송기, 흡인 트러블을 알아차리고 그때서야 원인을 찾으면 검사가 중단되어 환자의 고통이 증가하게 된다. 또한 검사 중 갑자기 발생하는 트러블은 검사의 원활한 진행을 방해하여 치료가 실패할 뿐 아니라 합병증이 발생할 수 있다.

트러블 회피법

송기 · 송수가 불량한 경우의 점검 사항으로

① 광원 장치의 송기가 정상적으로 작동하는가?

② 내시경 커넥터(connector)가 광원 장치에 정확히 삽입되어 있는가?

③ 분무 버튼 또는 송기, 송수 버튼이 내시경에 올바르게 장착되어 있는가?

④ 송수 탱크 내의 물이 충분하고 송수 탱크의 뚜껑이 꽉 닫혀 있는가?

⑤ 탱크와 내시경의 접속이 확실한가?

등을 들 수 있다. 또한 버튼의 구멍을 막지 않았는데 송기가 계속되는 경우나 버튼의 복구가 원활하지 않을 경우는 바로 버튼을 다시 올바르게 장착하거나 새로운 것으로 교환해야 한다. 소화관 내에 과도한 송기가 계속되면 고통이 심해질 뿐만 아니라 깊은 궤양이나 게실 등 취약한 병변이 있을 때 최악의 경우 천공의 위험도 있을 수 있으므로 주의해야 한다.

흡인이 불량한 경우는

⑥ 흡인 장치의 설치가 올바른가?

⑦ 흡인병이나 백이 가득 차 있거나 뚜껑이 느슨하지 않는가?

⑧ 튜브가 흡인 장치와 내시경 양쪽에 확실히 접속되어 있는가(접속이 약한 경우 그 부분에서 새는 소리가 난다)?

* 東京都教職員互助会三楽病院内視鏡科部長

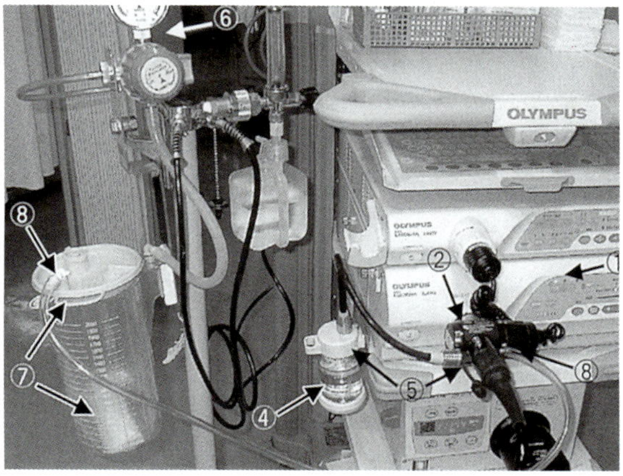

그림 2-1 광원 장치 주변의 점검 부위
주: 그림 안의 번호는 본문의 점검 부위의 번호에 해당

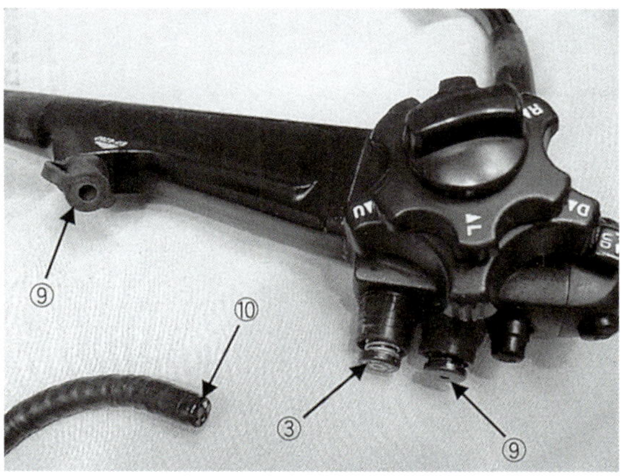

그림 2-2 내시경 본체의 점검
주: 그림 안의 번호는 본문의 점검 부위의 번호에 해당

⑨ 흡인 버튼이나 겸자 마개에 파손이 없고 확실히 장착되어 있는가(굵은 처치 도구를 넣었다 뺀 후나 주사기로 직접 송수한 다음에 겸자 마개가 느슨해지거나 뚜껑이 열렸을 경우에는 새는 소리가 나거나 액체가 역류한다)?

⑩ 변괴 등 고형물을 흡인하지는 않았는가?

등이 점검 사항이다.

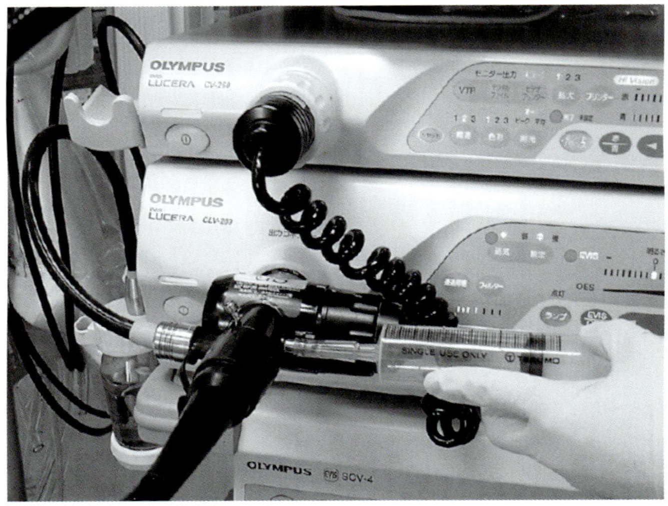

그림 2-3 흡인 꼭지쇠에 공기를 넣음

One Point Advice

검사 중 갑자기 흡인 버튼이 복구되지 않으면, 딱딱한 음식 찌꺼기나 변괴, 클립 파편 등의 이물질을 실수로 흡인하여 경로가 막혔을 가능성이 있다. 이 경우는 흡인 버튼을 눌러 겸자 마개를 손가락으로 막은 채로 내시경의 흡인 꼭지쇠에 큰 주사기를 꼽아 힘차게 공기를 넣어 폐색물을 겸자 출구에서 배출시키면 사태는 해결된다(그림 2-3). 이럴 때를 대비하여 첨단부에 내시경의 흡인 꼭지쇠와 직경이 맞는 짧은 튜브를 장착한 50 mL 카테터 주사기를 상비해 두면 편리하다.

3 내시경의 up · down, 잠금 기능 확인

斯波將次* · 岡崎博俊* · 樋口和秀*[1] · 荒川哲男*[2]

기본 기법

상부나 하부에서 소화관 내시경의 삽입을 실시하는 경우에는 검사 전에 기기의 체크가 필요하다. 그 중에서 내시경의 up · down 앵글, left · right 앵글이 순조롭게 움직이는 것을 확인하는 것은 물론 앵글 각이 확실히 잡히는 것을 확인해 둘 필요가 있다. 내시경 내의 와이어가 늘어나 충분한 앵글 각을 얻을 수 없으면(그림 3-1) 반전 조작에 의한 촬영이나 생검 및 삽입이 곤란하게 된다. 또한 앵글의 잠금 기능은 상부 소화관 내시경의 삽입 시나 측시경에 의한 담췌계 검사의 경우에 좌우 앵글을 잠가 사용하는 경우가 있으므로 확실하게 고정할 수 있는지를 확인해 둘 필요가 있다. 또한 삽입 후나 검사 중에는 기본적으로 잠근 것을 풀어 두어야 한다. 환자가 갑자기 내시경을 잡아 빼려고 하는 경우가 있으므로 잠근 채로 하면 매우 위험한 합병증을 일으킬 가능성이 있기 때문이다.

대장의 삽입에서 잠금 기능을 사용하는 경우는 기본적으로는 없다.

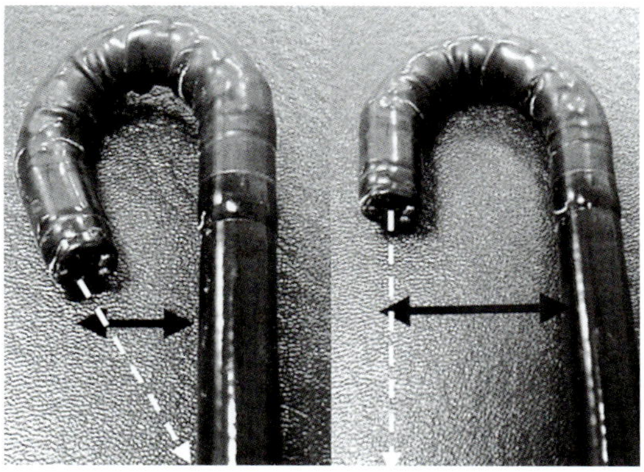

그림 3-1

내시경 내의 와이어가 늘어나 충분한 앵글각을 얻을 수 없는 경우가 있다.

* 大阪市立大学大学院医学研究科消化器器官制御内科学 1) 助教授, 2) 教授

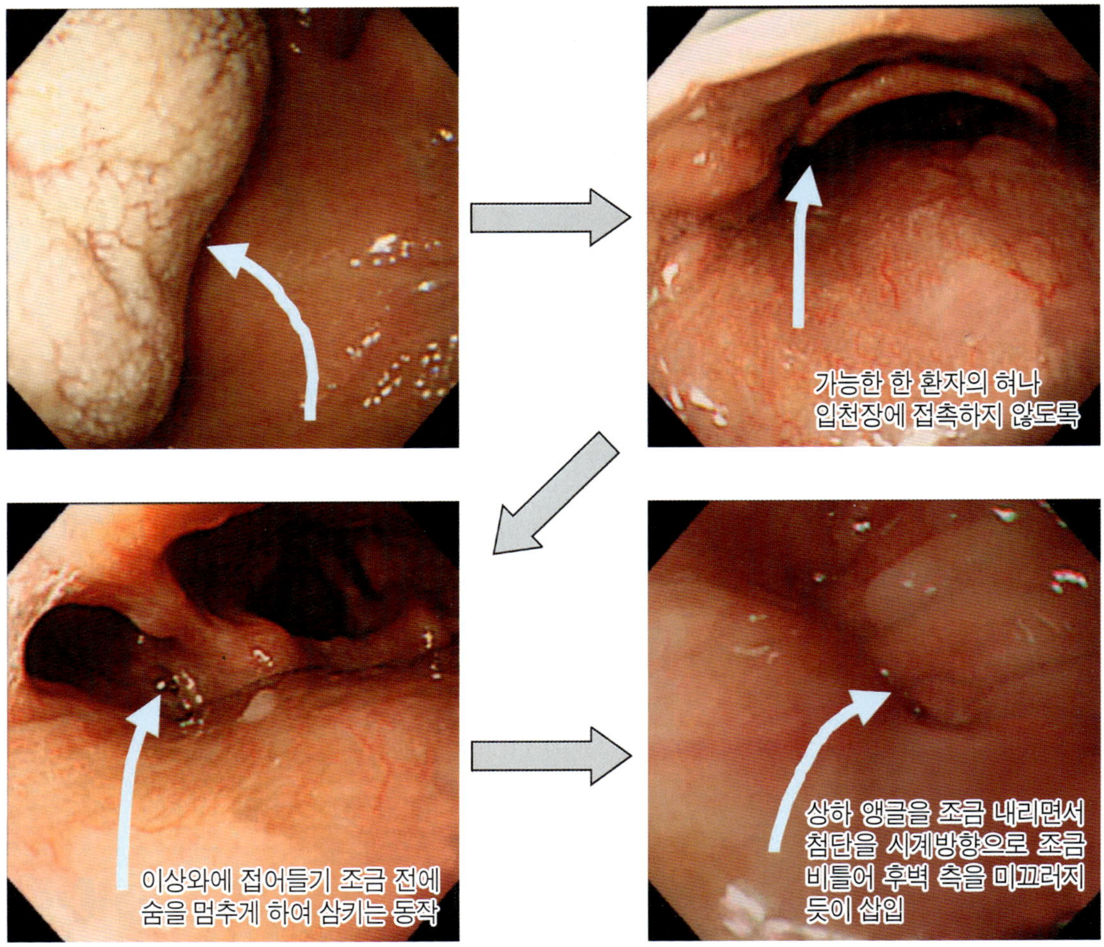

그림 3-2

상부 소화관 내시경 삽입법에서 up · down, 잠금 기능

① 우선 내시경을 들고 상하 · 좌우 앵글을 자유롭게 움직이게 하여 내시경이 일직선이 되도록 조정한다.

② 이상와(piriform sinus)를 넘을 때에 내시경 첨단이 좌우에 닿지 않도록 좌우 앵글을 잠근다.

③ 약간 up 앵글로 하여 내시경 첨단이 가볍게 호를 그리도록 하여 삽입한다. 앵글이 너무 강하면 기관내 삽입이 되므로 주의가 필요하다.

④ 설근부보다 좌측 이상와에 접어들면 상하 앵글을 조금 down하면서 동시에 내시경 조작으로 첨단을 시계방향으로 조금 비틀어 후벽 측을 미끄러지듯이 삽입한다. 삽입 후에는 신속하게 앵글의 잠근 것을 해제한다.[1)]

상부 소화관 내시경 삽입법의 요령

삽입을 시작한지 얼마 안 되었을 때는 내시경의 모니터를 보지 않고 블라인드로 삽입하는 것이 삽입의 감각을 파악하기 쉽다. 그렇지만 이상와에 도달하거나 상하 앵글을 조금 내리는 타이밍에는 모니터를 보면서 삽입하는 것이 정확하다. 저자는 모니터를 보면서 삽입하고 있다. 좌우 앵글의 잠금 기능은 해제한 채로 가능한 한 환자의 혀나 입천장에 접촉하지 않도록 하여 이상와에 접어들기 조금 앞에서 숨을 멈추게 하여 삼키는 동작에 맞추어 내시경 첨단을 약간 내려 시계방향으로 조금 비틀어 후벽 측을 미끄러지듯이 삽입하고 있다(그림 3-2). 상부 소화관 내시경의 삽입에서는 식도 천공 등의 심각한 합병증도 보고[2]되고 있어 up · down 앵글, 잠금 기능의 사용법을 충분히 이해해 둘 필요가 있다.

참고문헌

1）荒川哲男，樋口和秀，松本誉之ほか：上部・下 部消化管内視鏡研修の skill and spirit －基本知識と技能研修のストラテジー－改訂 2 版．メディカル朝日（2002）

2）熊井浩一郎，今枝博之，相浦浩一ほか：内視鏡 の偶発症とその対策．機器の挿入及び操作中の偶発症と対策．臨床消化器内科（0911-601X）**17**(8)：1159-1164（2002）

4 자동 광량 조정과 화이트 밸런스 확인

遠藤 豊*

자동 광량 조정의 구조

전자 내시경은 내시경을 통해 빛을 소화관 점막에 조사(照射)하여 발생한 반사광을 전하 결합 소자(charged coupled device, CCD)로 전기신호로 변환하여 비디오 프로세서로 화상으로 재생하고 있다. 적절한 화상을 얻기 위해서는 CCD에 입력이 적절이 되도록 빛의 양을 조절할 필요가 있다(그림 4-1). 조정이 잘 되지 않는 경우 헐레이션(halation)이 발생하거나 화상이 어두워져 관찰에 지장을 초래한다. 때문에 CCD의 광량 측정에 기초를 두고 광원의 각도를 조정하고 있다. 측광은 화면의 휘도(輝度)를 〔최대(peak) 측광은 측광치 그 자체, 평균 측광은 휘도 변화를 완만하게 한 상태로〕 적분함으로써 알 수 있다(그림 4-2). 평균 측광은 넓은 부분의 관찰에 유용되며, 최대 측광은 명암의 변화가 강한 경우에 유용하다. 자동 측광은 화면 상에서 화면을 분할하여 분할 화면마다 측광된 수치에 가중하여 빛의 양을 조절하고 있다.

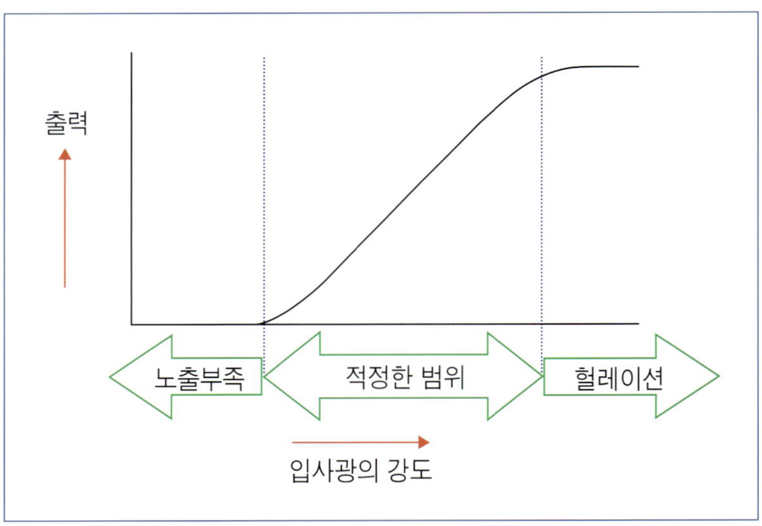

그림 4-1 CCD의 입출력 특성

* 昭和大学藤が丘病院消化器内科助教授

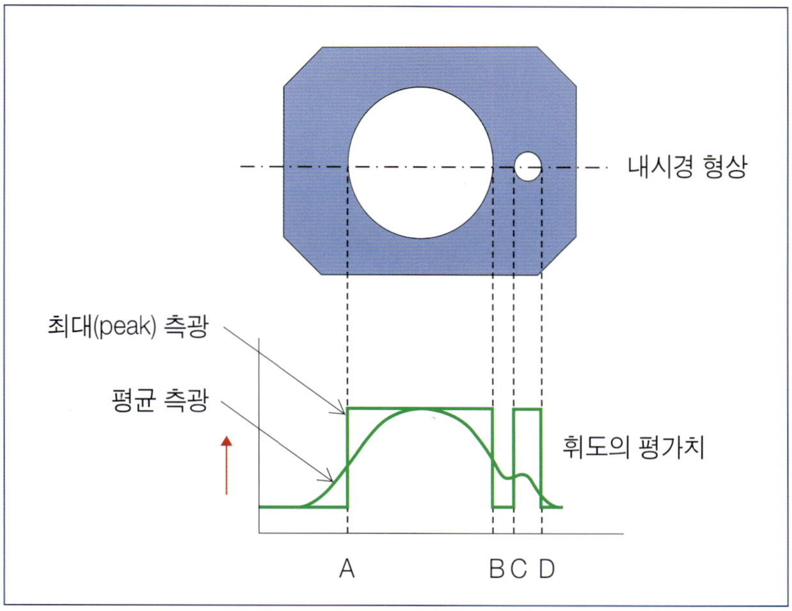

그림 4-2 최대 측광과 평균 측광

A–B 사이와 같이 큰 피사체에서는 평균, 최대 모두 측광치에 반영된다. B–C–D 사이와 같이 작은 피사체에서는 평균 측광은 측광치에 주는 변화가 적다.

화이트 밸런스

내시경에서의 색 재성에 영향을 주는 요인으로서 ① CCD의 분광 감도 특성 ② 컬러 필터의 분광 특성의 차이 ③ 각 렌즈의 초점 거리, 광원과 내시경 접속부에서의 광축의 차이 ④ 광원 출력 특성의 차이 ⑤ 관찰 모니터 색 밸런스 조정이 있다. 올바른 색의 재생을 실시하기 위해서는 이러한 모든 조정을 실시할 필요가 있다. 때문에 백색의 기준이 되는 화이트 밸런스 캡을 이용해 전기적으로 ①~④의 보정을 실시할 필요가 있다(그림 4-3).

트러블 회피법

1. 헐레이션이 너무 강하고 화면이 어두워 관찰이 곤란한 경우

① 현재의 측광 방법이 최대, 평균, 자동 중 어느 방법으로 행해지고 있는지를 확인하여 측광 방법을 바꾼다. 위각(gastric angle)을 관찰할 때는 최대 측광이 좋다.

② 비디오 프로세서 상에서 밝기 조정 스위치를 조절한다. 이 스위치를 조정함으로써 화상 밝기의 목표 레벨을 변경할 수 있다.

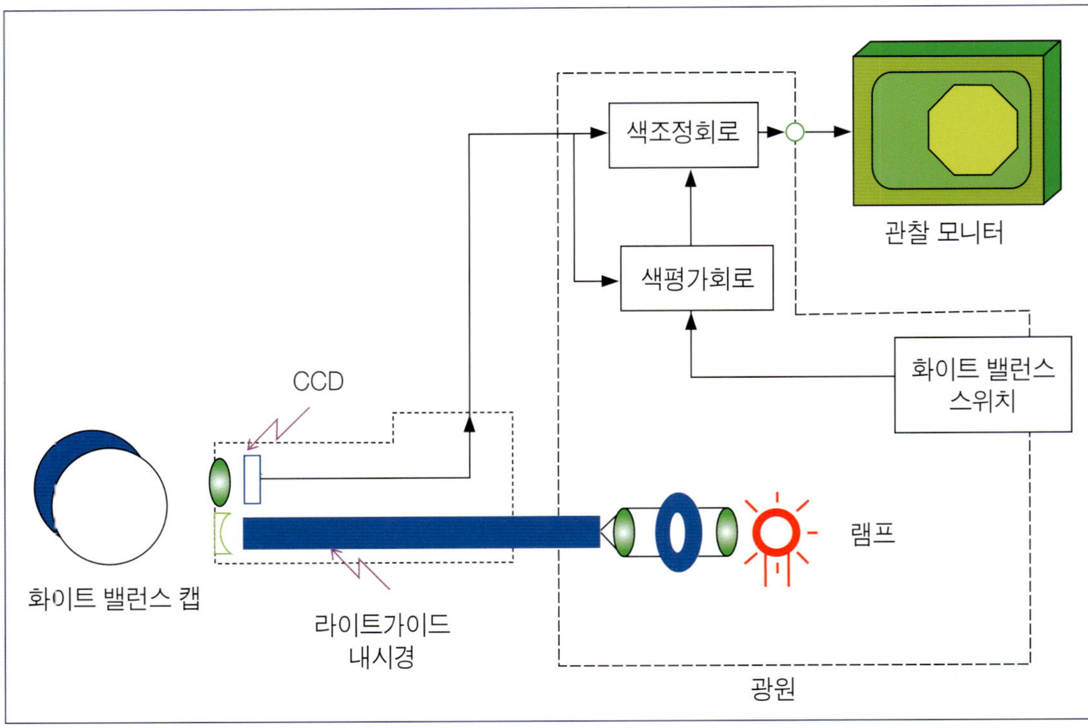

그림 4-3 화이트 밸런스의 구조

2. 색조가 이상한 경우

① 화이트 밸런스 설정을 잊었을 경우: 정확한 화이트 밸런스를 잡기 위해서는 화이트 밸런스 캡을 사용한다(그림 4-4). 캡이 더러워져 있으면 정확하게 보정되지 않는다. 에탄올을 사용하여 깨끗이 닦고, 점검을 실시한다. Fujinon Toshiba사의 전자 내시경에는 내시경에 화이트 밸런스 정보가 기억되어 있기 때문에 화이트 밸런스 설정을 실시할 필요가 없다.

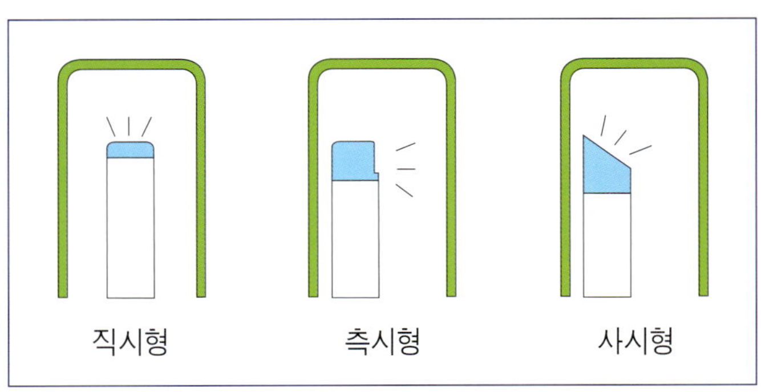

그림 4-4 화이트 밸런스 캡

화이트 밸런스를 정확하게 잡기 위해서는 외광이 들어가지 않도록 캡을 사용하여 헐레이션(halation)이 발생하지 않는 상태로 실시한다.

Olympus사의 내시경에는 260시리즈의 광원, 비디오 프로세서, 내시경 모두를 사용했을 경우에만 화이트 밸런스 설정이 필요 없게 된다.

② 내시경과 광원 접속을 확인한다.

③ 모니터나 비디오 프로세서의 컬러 밸런스(color balance) 조정을 실시한다.

One Point Advice

전자 내시경의 종류가 증가하여 기기마다 사양에 차이가 발생하고 있다. 때문에 광량 조정이나 화이트 밸런스의 필요성 유무 등에 차이가 있어 혼동하기 쉽다. 사용하고 있는 전자 내시경에 대한 지식을 갖는 것과 동시에 검사 개시 전에 모니터로 이상 유무를 확인하는 습관이 필요하다.

II

상부 내시경

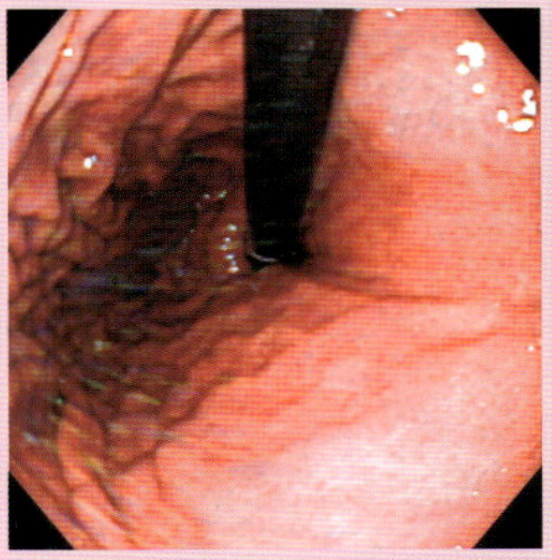
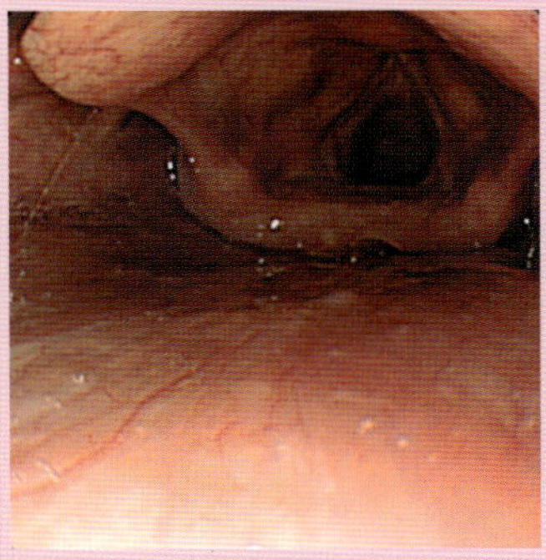
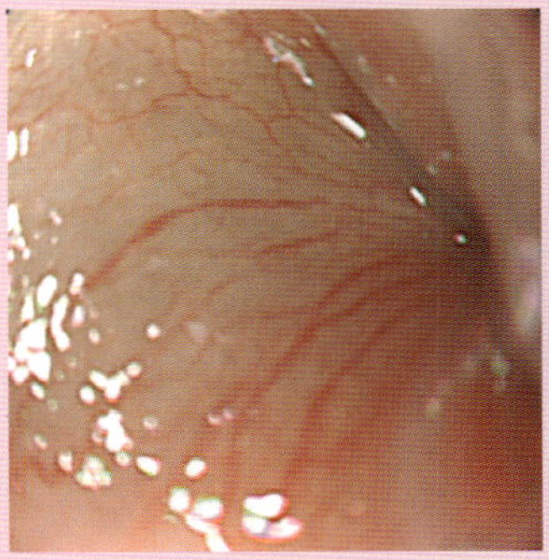
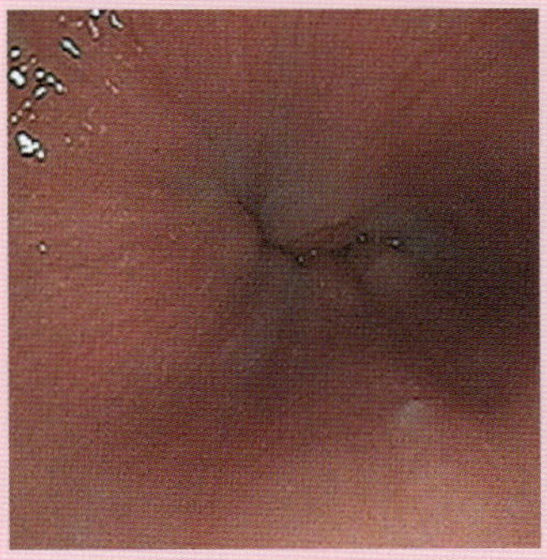
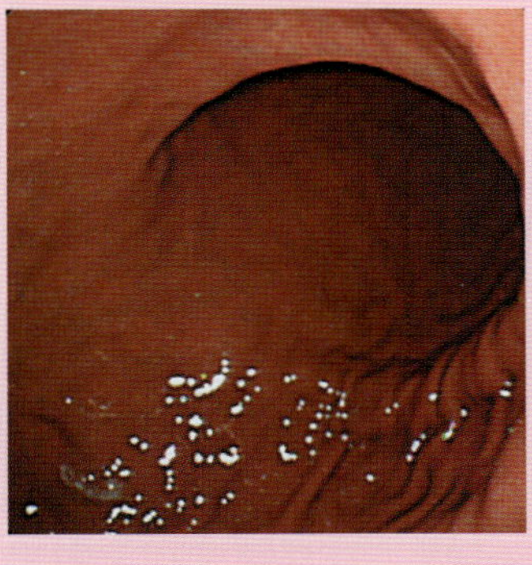

5 경비 내시경에서 비강내 통과법

八木順子[*] · 有馬範行[*] · 田中志乃[*] · 足立經一[**1] · 木下芳一[**2]

서론

최근 고통이 적은 검사법으로 경비적 상부 소화관 내시경 검사가 주목을 받고 있다. 설근부를 자극하지 않기 때문에 인두 반사가 일어나는 경우가 적어 피검사자가 받아들이기 쉬운 검사법이다.[1~6)]

기본 기법

① 심한 비중격(鼻中隔) 만곡증이나 활동성 알레르기성 비염, 비출혈(鼻出血)이 일어나기 쉬운 경우에는 원칙적으로 금기하고 있다.

② 전 처치로서 비강내 마취가 필요하다. 저자의 센터에서는 염산 리도카인과 질산 나파졸린의 혼합액을 양쪽 비강에 분무한 후 면봉을 삽입하여 보다 넓은 비강을 선택하여 리도카인 젤리를 약 2 cc 주입한 후 비강의 크기에 맞추어 20 Fr 또는 16 Fr의 넬라톤 카테터를 3분간 유치하여 마취를 실시하고 있다. 인두 마취는 실시하고 있지 않다.

③ 검사용 내시경은 Olympus사의 GIF-XP260(삽입부 외경 6.5 mm 겸자구 2.0 mm 좌우 앵글 있음) 또는 GIF-N260(삽입부 외경 6.5 mm, 겸자구 2.0 mm, 좌우 앵글 없음)을 사용하고 있다.

④ 보통 경구 내시경 검사와 마찬가지로 좌측와위에서 검사한다.

⑤ 마취용 카테터를 제거한 후 렌즈에 습기가 차는 원인이 되므로 비강 내에 묻어 있는 리도카인 젤리는 면봉으로 가볍게 닦아 둔다.

⑥ 내시경의 첨단 부분 10~20 cm 부위를 엄지와 중지로 유지하고 검지를 가볍게 대듯이 하여 잡고〔펜홀더(pen holder) 모양〕, 삽입 측의 비강을 확인하고 삽입을 개시한다.

⑦ 오른쪽 외비공(外鼻孔)으로 삽입했을 경우 좌측에 비중격(鼻中隔), 우측에 하비갑개(下鼻甲介), 화면의 중앙에 중비갑개(中鼻甲介)의 첨단부를 확인할 수 있다(그림 5-1). 이 세

* 島根県環境保健公社総合健診センター内科
** 島根大学医学部消化器・肝臓内科 1) 助教授, 2) 教授

가지로 둘러싸인 부분이 중비도(中鼻道)이며 하비갑을 따라 화면의 위쪽 방향을 향해 올라가면 하비도(下鼻道)를 확인할 수 있다. 중비도 및 하비도를 확인한 후 보다 넓은 쪽을 선택하여 삽입을 개시한다.

⑧ 중비도로 삽입하는 경우는 중비갑개에 접근하여 가볍게 up을 걸면서 중비갑개를 따라 활 모양으로 삽입해 나간다(그림 5-2). 일단 비도는 좁아져 이 부위에서 가벼운 저항을 느끼는 증례도 있지만 천천히 누르면서 진행하면 그 후 다시 시야가 넓어져 화면 앞쪽에 인두 후벽, 위쪽에 설근부가 보인다(그림 5-3). 화면 위쪽을 향해 up을 걸면서 삽입해 가면 화면 중앙에 후두개(喉頭蓋)가 보인다. 그대로 인두 후벽을 따라 내시경을 미끄러지듯이 식도로 삽입해 나간다.

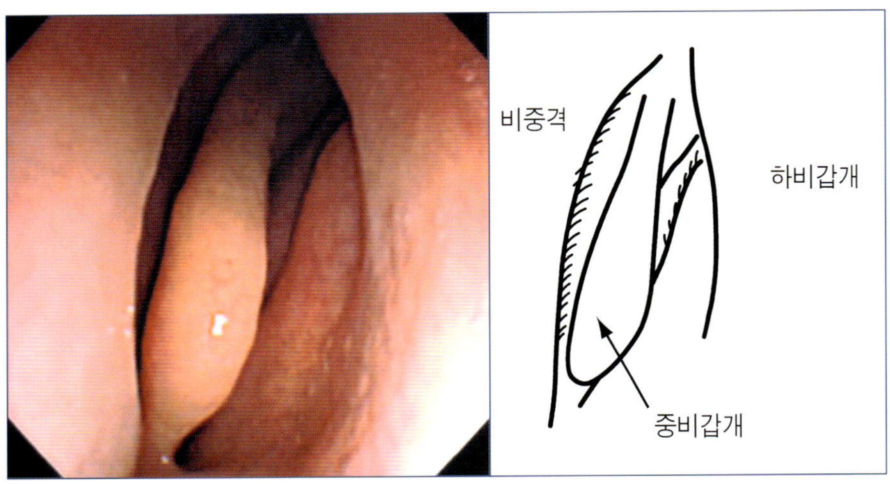

그림 5-1 중비도 경로(1)

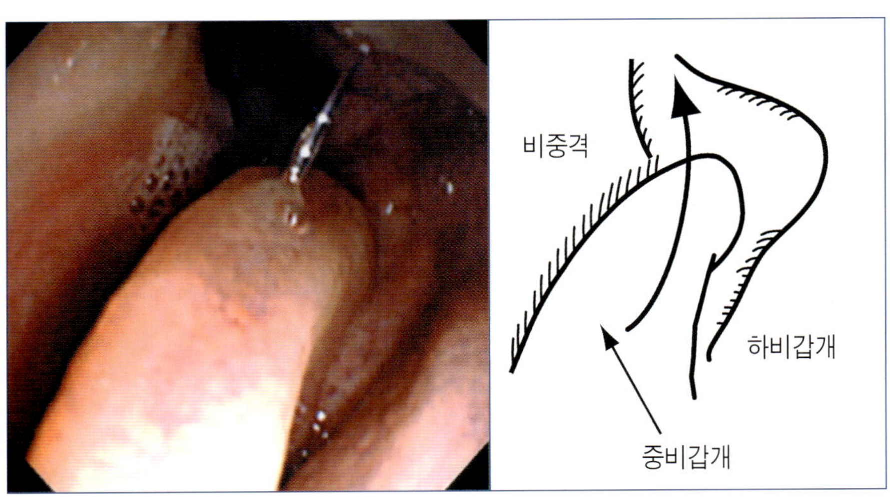

그림 5-2 중비도 경로(2)

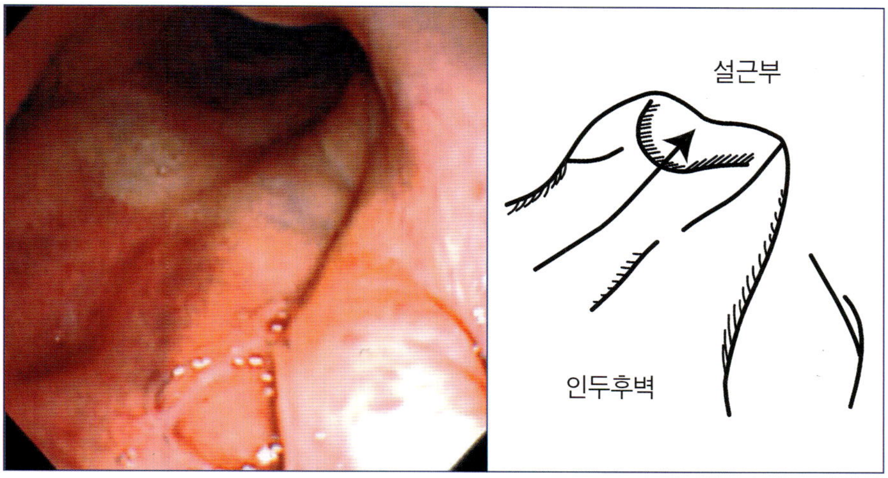

그림 5-3 중비도 경로(3)

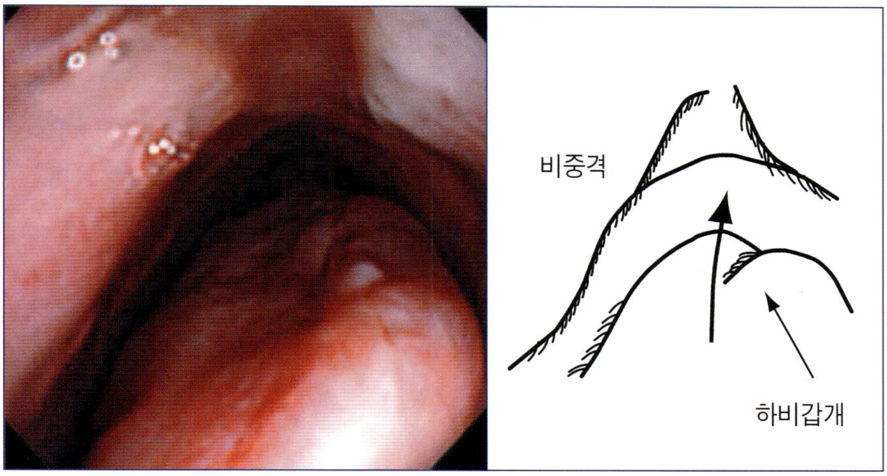

그림 5-4 하비도 경로

⑨ 하비도로 삽입하는 경우는 하비갑개의 위쪽을 따라 똑바로 삽입해 나간다(그림 5-4). 중비도보다 저항감이 강한 경우가 많기 때문에 천천히 삽입해 나간다.

기법의 포인트

① 비강 내의 해부학적 구조를 파악한다(하비갑개, 중비갑개, 비중격). 당초에는 적응하지 못하고 망설이고 있는 동안에 내시경의 첨단이 비갑개에 닿아 비강 내에 출혈이 발생하여 경비적 삽입을 포기해야 하는 경우도 있을 것이라고 생각된다. 처음에는 VTR을 보고 실제 내시경 화상에 익숙해지도록 이미지 트레이닝을 실시하거나 실제 자기 자신의 비강 내

에서 내시경을 조작해 보면 도움이 된다.

② 최초의 삽입 경로에서 저항감이 강하거나 통증을 호소하는 경우는 다른 경로로 변경해 본다. 그런데도 곤란한 경우에는 무리하지 말고 경구로 전환한다(저자의 센터에서는 사전에 경비 삽입이 곤란한 경우에는 경구로 전환할 것을 설명하여 문서에 의한 승낙을 얻고 있다).

③ 검사 중 피검사자의 외비공이 위쪽으로 당겨지지 않도록 주의할 필요가 있다. 입은 가볍게 벌려 타액을 삼키지 않고 가글 베이스에 뱉도록 설명한다.

④ 구역 반사가 강한 경우에는 설근부와 내시경이 접촉하지 않도록 혀를 조금 앞으로 내밀게 하면 효과적이다.

트러블 회피법

① 합병증으로서의 문제점은 통증과 비출혈이다.[1] 전 처치로 코의 통증을 완전하게 제거해 두는 것이 중요하다. 비출혈은 내시경을 삽입할 때와 뺄 때 일어나기 쉽다. 삽입 시에는 가능한 한 주위에 닿지 않도록 신중하게 삽입한다. 내시경을 뺄 때의 비출혈은 상인두(上咽頭)에서 비도에 걸쳐 저항이 있을 때 발생하기 쉬우므로 빼낼 때 저항을 느끼면 보다 부드럽게 천천히 빼낸다.

② 경비 삽입을 고집하지 않는다. 인두 반사가 강하지 않은 증례에서는 오히려 코에 통증이 있어 괴로웠다고 하는 예도 있어 그러한 경우에는 경구 삽입으로 전환하고 있다.

One Point Advice

① 전 처치에서 비강 내에 삽입한 카테터는 빼내지 않고 검사대에 가서 카테터를 가볍게 회전하거나 앞뒤로 움직여보거나 하여 비강 내의 통증이 제거되었는지를 확인함과 동시에 저항의 정도로부터 내시경의 삽입이 용이한지를 미리 예상해 둔다.

② 가장 빠르게 술기를 익히는 방법은 우선 검사자 자신이 검사를 체험하는 것이라고 필자는 생각하고 있다. 스스로가 피검사자가 된 체험으로부터 말하자면 필자 자신의 비도는 비교적 좁은 편으로 삽입 시의 코의 통증이나 검사 중의 내시경을 넣고 빼는데 수반하는 저항감이 상상 이상이었다. 비강 내는 매우 예민하고 삽입 시부터 내시경을 뺄 때까지 경구 내시경 이상으로 부드러운 내시경을 조작해야 한다.

③ 이 검사의 좋은 점 중 하나는 피검사자와 이야기할 수 있다는 점으로, 통증이나 불쾌감을 확인하면서 검사를 실시할 수가 있다. 또한 인두 반사가 비교적 적기 때문에 삽입에 성공하면 피검사자가 수월할 뿐 아니라 의사도 침착하게 검사를 실시할 수가 있다. 향후 한층 더 많은 소화관 내시경 의사에게서 경비 내시경 검사가 이루어지기를 바란다.

참고문헌

1) Shaker R : Unsedated trans-nasal pharyngoesophagogastroduodenoscopy (T - EGD) : technique. Gastrointest Endosc **40** : 346-348 (1994)

2) Dumortier J, Napoleon B, Hedelius F *et al* : Unsedated transnasal EGD in daily practice : results with 1100 consecutive patients. Gastrointest Endosc **57** : 198-204 (2003)

3) 堀内 朗，中山佳子：経鼻的上部内視鏡検査─オリンパス社製スコープによる検査─．臨床消化器内科 **19**(2) : p273-276 (2004)

4) 宮脇哲丸，野瀬道弘：経鼻的上部内視鏡検査─フジノン東芝社製スコープによる検査─．臨床フジノン東芝社製スコープによる検査─．臨床消化器内科 **19** (2) : p277-282 (2004)

5) Craig A, Hanlon, Dent J *et al* : A comparison of transnasal and transoral endoscopy with small - diameter endoscopes in unsedated patients. Gastrointest Endosc **49** : 292- 296 (1999)

6) Zaman A, Hahn M, Hapke R *et al* : A randomized trial of peroral versus transnasal unsedated endoscopy using an ultrathin videoendoscope. Gastrointest Endosc **49** : 279-284 (1999)

6 구강을 쉽게 통과하는 방법

兩角敦郎*

기본 기법

필자가 상부 소화관 내시경 검사에서 가장 주의하는 시간은 검사 개시 후 최초의 1분간이다.[1] 즉, 내시경 삽입으로부터 식도 입구부를 통과해 상부 식도에 이를 때까지의 사이로, 피검사자에게 있어 가장 괴로운 첫 1분이 순조롭게 진행되면 검사의 반은 끝났다고 생각해도 괜찮을 정도이다. 기본적인 원칙은 다음과 같다.

① 내시경의 움직임이나 조작을 최소한으로 한다.
② 설명하면서 검사한다.

기법의 요령

내시경의 움직임이나 조작을 최소한으로 하기 위한 요령을 몇 가지 들도록 한다.

① 내시경 조작은 왼손으로 앵글 조정 및 송기 및 흡인 버튼을 조작하고, 오른손으로 내시경 몸체를 잡는 것을 기본으로 하고 있다.
② 검사 전에 삽입 방향을 맞춘다.
③ 내시경이 구강내 공간의 중심을 통과하도록 상하 앵글을 적당히 조정한다.
④ 내시경 첨단을 구강 점막이나 혀 등에 가능한 한 접촉시키지 않는다.
⑤ 구강 · 인두의 전면이 내시경 화면의 0시, 후면이 6시 방향에 맞도록 한다.
⑥ 좌우의 조정은 왼손으로 잡은 조작 부위를 움직인다(좌우 앵글은 사용하지 않는다).

검사 전 삽입 방향을 확인하는데 우선 내시경을 삽입하는 쪽에 서서 피검사자 목 앞에서 가볍게 up 앵글을 건다. 내시경 첨단이 향하는 방향을 피검사자의 입에서 목에 이르는 선상에 맞추면 삽입 방향을 알 수 있으므로 그 위치를 유지한 채로 검사를 진행한다.

그림 6-1~4는 삽입 개시부터 하인두에 이를 때까지의 화상이다. 내시경이 구강 · 인두의 전면이 내시경 화면의 0시, 후면이 6시 방향에 맞추어 있는 것을 알 수 있다.

* 上野原市立病院院長

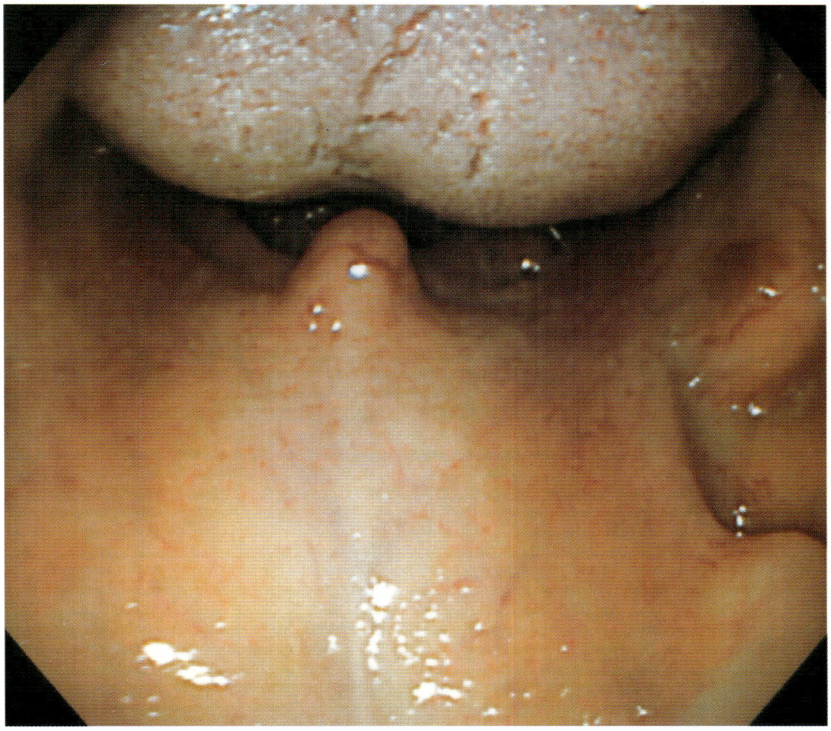

그림 6-1 구강내 삽입 시

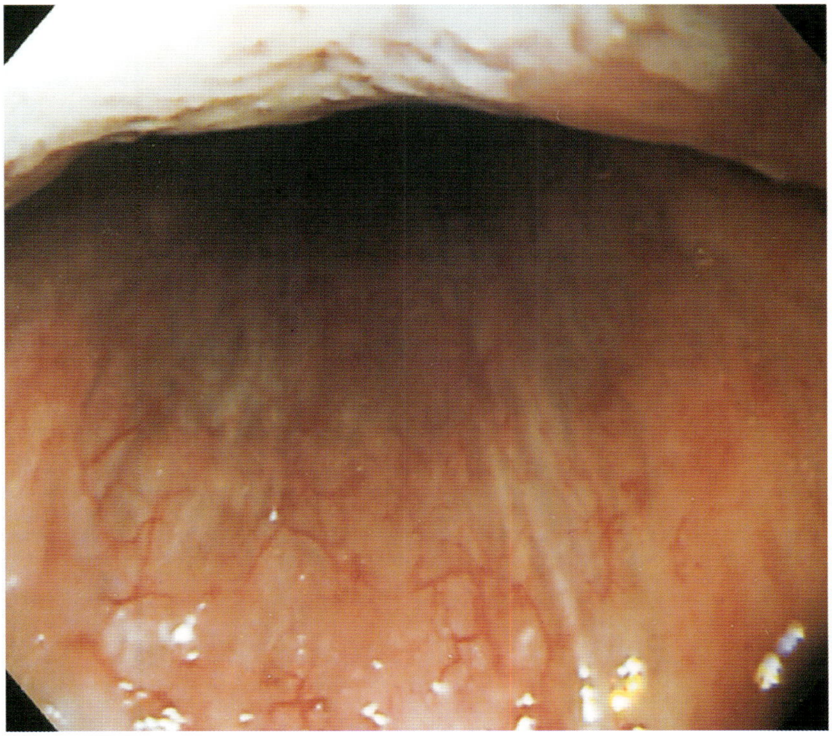

그림 6-2 설근부의 통과

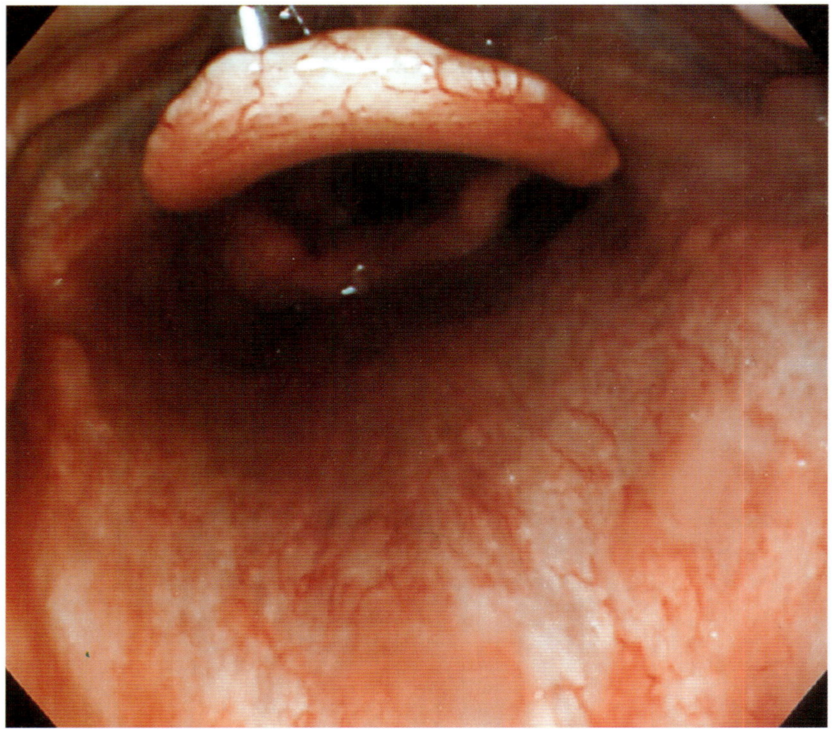

그림 6-3 중인두(中咽頭)로부터 하인두(下咽頭)의 영상

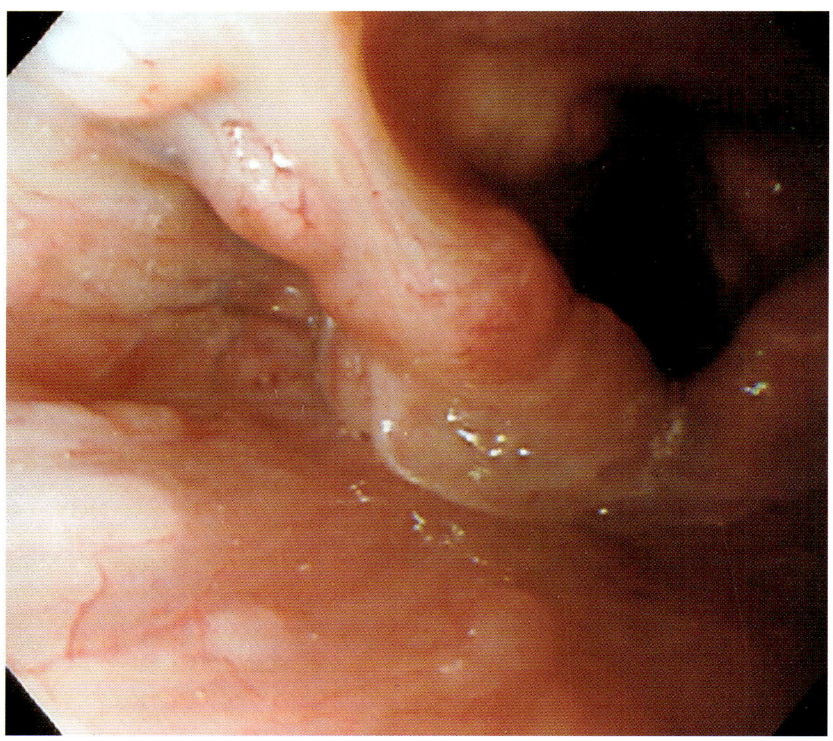

그림 6-4 좌이상와(左梨狀窩)

트러블 회피법

① 설명하면서 검사한다.

② 강한 구역 반사나 기침이 발생했을 때에는 다시 한다. 검사 전이나 검사 중에 시술자가 피검사자에게 검사의 상황 등에 대해서 설명함으로써 피검사자의 긴장을 풀어주어 고통을 가능한 한 경감시킬 수 있다.[1] 시술자, 피검사자 모두 침착하고 오해가 없는 검사는 적절한 의료의 제공이나 합병증, 의료 소송의 발생 저하에 큰 영향을 끼친다.

One Point Advice

① 우선 자신이 경험하자.

② 검사는 서두르지 말고 신중하게, 정중하게 시행한다. 말투에도 주의를 기울인다.

내시경 의사는 내시경 검사의 괴로움을 스스로 경험해 보아야 한다. 그렇게 함으로써 피검사자가 시술자의 다양한 요구를 이해할 수 있어 내시경 의사 각자 '구강을 쉽게 통과하는' 해결법을 찾아낼 수 있다고 생각한다.

참고문헌

1）両角敦郎：苦痛のない内視鏡検査－被検者をゲッとさせない呼吸法．消化器内視鏡 **12**：666-667（2000）

7 인두부를 순조롭게 통과하는 방법

長谷 智*

기본 기법

내시경 첨단이 구강 내를 통과할 때 후두부를 정면에서 볼 수 있다. 화면의 위쪽에 후두개(喉頭蓋), 아래쪽에는 인두 후벽이 관찰된다(그림 7-1). 제일 처음으로 선택하는 진입 경로는 좌측의 이상와(piriform sinus)와 피열연골(arytenoid cartilage) 사이의 경로이다(화살표). 목표를 내시경 시야의 중심으로 파악하여 앵글을 조정하면서 내시경을 진행시킨다(그림 7-2). 목표 부위의 근방에 도달해도 식도 입구부는 수축하여 피열이 가리기 때문에 대부분의 경우 관찰은 곤란하다(그림 7-3). 입구부는 체간의 거의 정중앙에 위치하고 있기 때문에 피열연골을 넘은 곳에서 내시경 첨단을 약간 오른쪽 피열간부(interarytenoid) 방향으로 진행하여 통과한다.

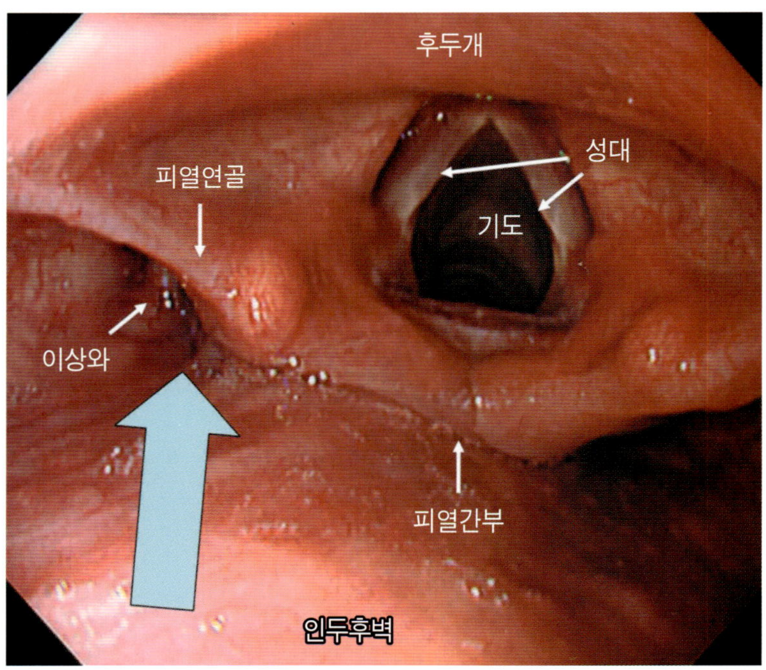

그림 7-1 인후두부의 내시경 화면

* 愛知医科大学消化器内科助教授（現・八千代病院副院長）

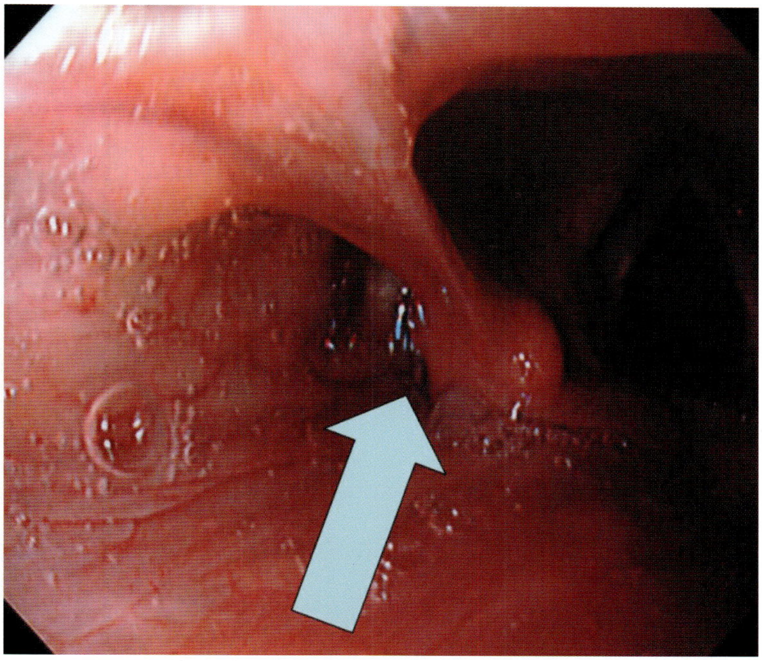

그림 7-2 목표를 시야의 중심으로 파악하고 진입

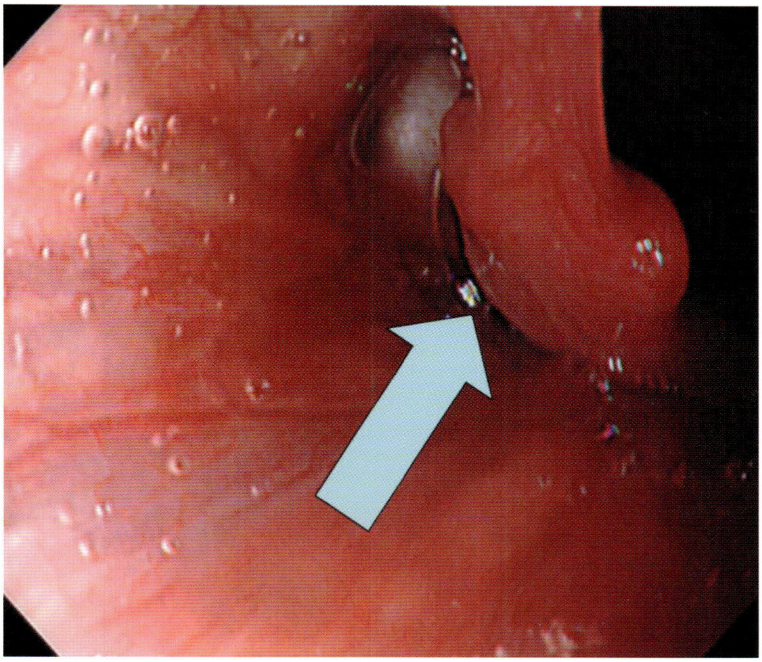

그림 7-3 식도 입구부로의 진입 경로

기법의 요령

내시경 첨단을 인두 후벽을 따라 진행시킨다. 그러기 위해서는 내시경을 진행시키는 오른손의 조작과 up 앵글을 중립(neutral)으로 되돌리는 왼손의 조작을 실시할 필요가 있다. 입구부에 도달했을 때 환자에게 연하(嚥下) 운동을 시키면 입구부가 열리기 때문에 진행 방향을 알기 쉬워진다. 여기에서 연하 운동과 함께 삽입하는 것도 좋다. 통과할 때는 순간 블라인드가 되기 때문에 오른손에 걸리는 저항을 감지하면서 삽입 길이는 최소한으로 제한한다. 입구부에서 내시경 첨단을 우측 방향으로 돌리는 조작은 앵글 노브를 사용해도 좋지만, 가볍게 up 앵글이 걸린 상태로 내시경을 유지한 왼쪽 손목을 돌리듯이 하여 내시경 축으로 오른쪽 회전을 더하면 첨단이 우측 방향으로 쉽게 향하게 할 수 있다.

트러블 회피법

◦ 상와는 맹단(盲端)으로 되어 있기 때문에 천공의 호발 부위이다. 또한 식도 입구부 근방의 근층(筋層)은 취약하므로 강한 앵글 조작은 금물이다. 내시경을 진행시키는 오른손에 일정 이상의 저항을 느꼈을 경우에는 후두의 관찰부터 다시 한다. 기관 내에 삽입되었을 경우에는 기관의 윤상연골이 관찰되고 기침이나 천식이 유발되는 것으로 알 수 있다. 내시경을 신속하게 빼내고 호흡 상태가 안정될 때까지 검사를 중단한다. 인두를 통과하는데 시간이 걸리면 인두낭(pharyngeal pouch)에 공기가 들어가 경부의 종창이나 호흡 곤란을 초래하는 경우가 있다. 피검사자의 머리 위치와 체축(體軸)의 위치 관계에 문제가 없음에도 불구하고 인두를 통과할 수 없는 경우에는 우측으로부터의 접근을 시도해도 괜찮다(그림 7-4).

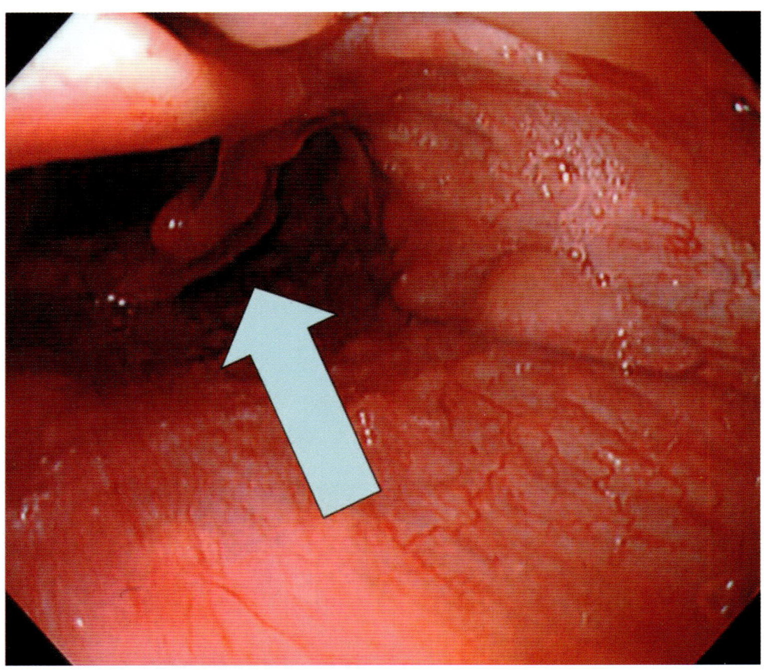

그림 7-4 우측으로부터의 접근

One Point Advice

인두부 통과에 대한 여러 예를 경험함에 따라 오른손의 내시경 삽입과 왼손의 앵글 조작의 협조 및 오른손에 걸리는 저항감을 체득하는 것이 중요하다. 이 경험은 이러한 과정을 블라인드로 실시하는 측시경의 삽입 시에도 도움이 된다. 아무리 해도 삽입이 불가능한 경우에는 주저하지 말고 경험이 있는 의사에게 조언을 구하거나 경우에 따라서는 다른 의사와 교대한다.

8 구역 반사가 심한 경우

白石 龍* · 吉田智治**

기본 기법

상부 소화관 내시경 검사의 피검사자 중에는 구역 반사가 심한 사람이 있다. 내시경 검사가 고통스럽다면 당연히 내시경을 받아야 할 환자가 검사를 멀리하게 된다. 그 결과 병변의 조기 발견의 기회를 놓칠 수도 있다. 고통이 없는 내시경 검사를 위한 전 처치, 삽입법, 관찰 기법 등을 연구하고 연습하여야 한다.

기법의 요령

내시경 삽입 시에는 물론 내시경이 십이지장구부에서 하행각을 통과할 때나 위내에서의 반전 조작 시에 구역 반사가 일어나기 쉽다. 트러블이 없는 내시경 삽입의 요령은 식도 입구 부분까지의 구조를 이해한 다음 직시하(直視下)에서 삽입하는 것이다. 식도 입구부에서 여러 차례의 구역 반사가 있으면 시야가 흐려지거나(그림 8-1) Mallory-Weiss tear를 일으킬 수 있다(그림 8-2). 따라서 「지금부터 긴장을 풀고 검사를 받아 주세요」「내시경은 이쪽에서 넣을 테니 삼킬 필요는 없습니다」「위가 팽창하는 느낌이 들지만 걱정하지 마세요」 등의 설명으로 조금이라도 불안감을 줄여준다. 또한 보조자는 피검사자의 뒤쪽에 서서 어깨나 몸을 잡아주면 긴장을 줄이는 데 도움이 된다.

트러블 회피법

지난번 내시경 검사에서 구역 반사가 심했던 환자나 불안해할 경우, 처치에서 검사가 지연될 것으로 미리 예상되는 경우에는 수면 내시경을 권하거나 진정제(미다졸람, 디아제팜)를 소량 사용하는 것도 도움이 된다.

* 山口大学医学部消化器病態内科学
** 山口大学医学部附属病院光学医療診療部助教授

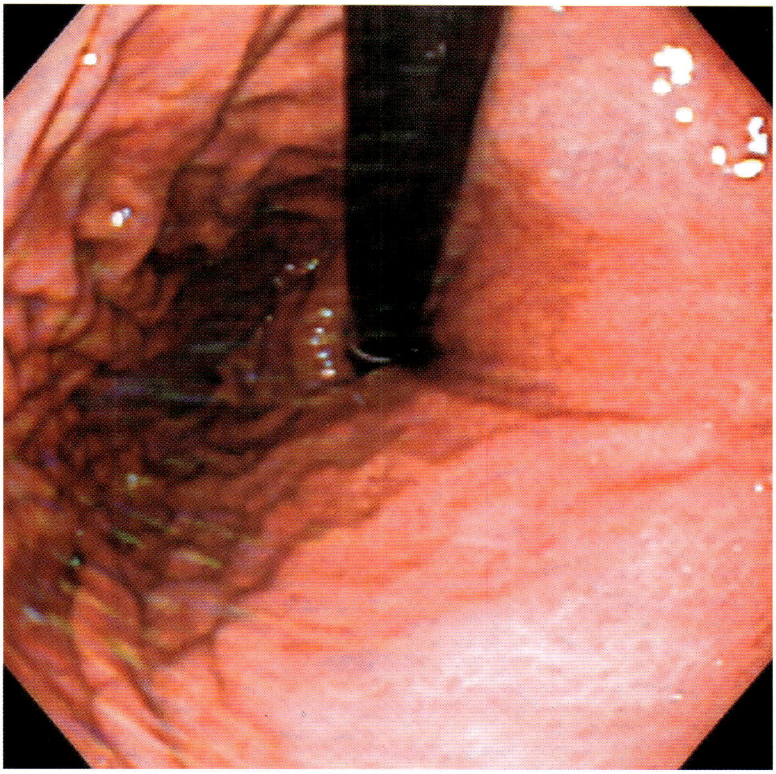

그림 8-1 구역 반사에 의해 위내에 발생한 「뿌연 현상」

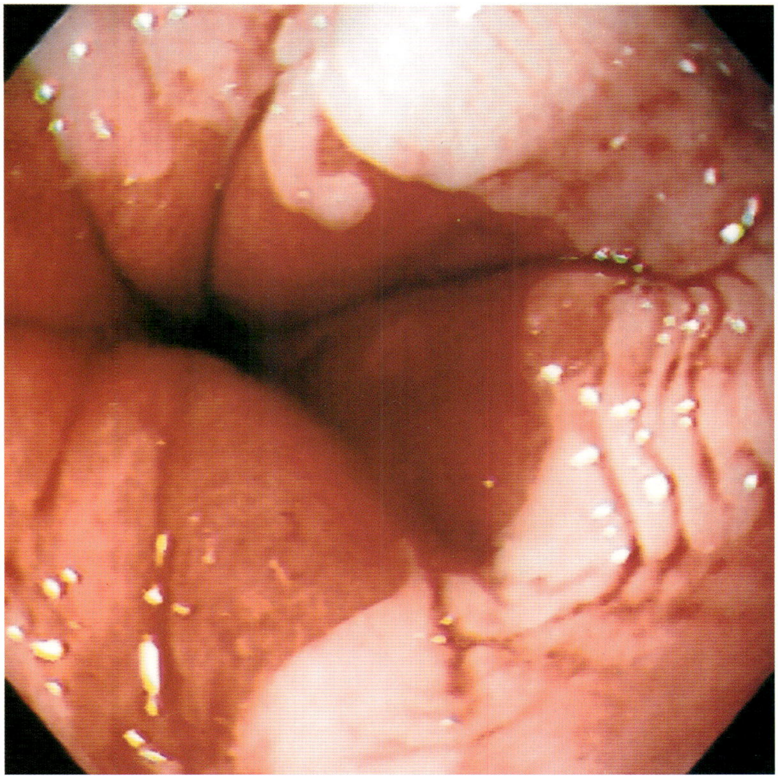

그림 8-2 구역 반사에 의해 발생한 Mallory–Weiss tear

One Point Advice

이와 같은 대처에도 구역 반사가 심하여 검사가 위험하다고 생각될 때에는 과감하게 검사를 중지하는 것도 중요하다. 내시경의 삽입은 「서두르지 말기, 무리하지 말기」가 기본이며 상급자와 교대하거나 환자의 몸이 불편할 때에는 검사 일시를 다시 잡는 것도 한 방법이다.

9 내시경을 기도에 삽입하지 않기 위한 방법

光永 篤*

기본 기법

마우스피스를 문 상태에서 목을 여는 느낌으로 해 주면 그림 9-1과 같이 구개수(口蓋垂)의 안쪽에 후두가 관찰된다. 후두에 도달하면 후두개(喉頭蓋)가 열린 상태로 그 안쪽에 「八자」 모양의 성대가 관찰된다. 여기에 내시경을 삽입하지 않게 하려면 식도 입구부에 나란히 있는 좌이상와와 피열연골(arytenoid cartilage) 주름에 의해 형성되는 삼각 영역(그림 9-2)으로 내시경을 진행시켜 나가면 된다. 다음으로 내시경을 이 위치에 고정해 첨단을 조금 삽입하면 좌이상와와 식도 입구부 사이에 격벽이 관찰되므로(그림 9-3) 좌이상와를 피해 좌측에서 중앙으로 향하는 경로에서 내시경을 식도 입구부로 삽입한다. 식도 입구부에서 식도는 시계방향으로 기도의 측방에서 배측(背側)으로 도는 경로로 되어 있다. 이 부분은 식도에서 가장 내강이 좁아

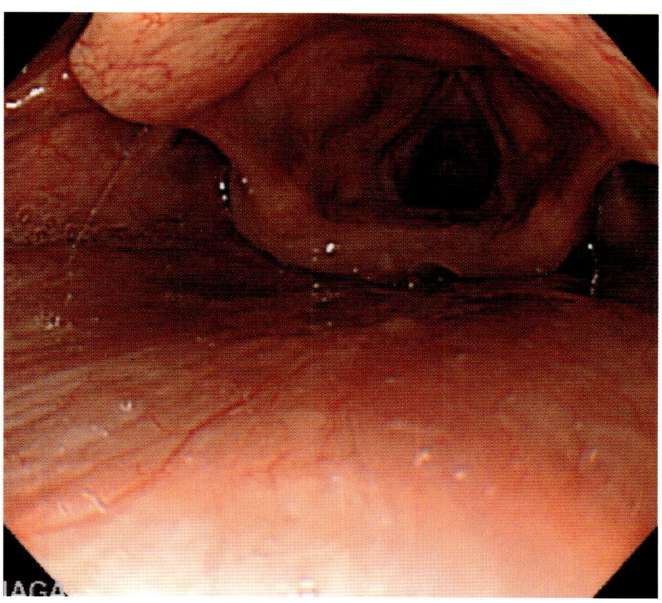

그림 9-1 식도 삽입 전에 관찰되는 후두 영역

* 東京女子医科大学附属消化器病センター消化器内視鏡科講師

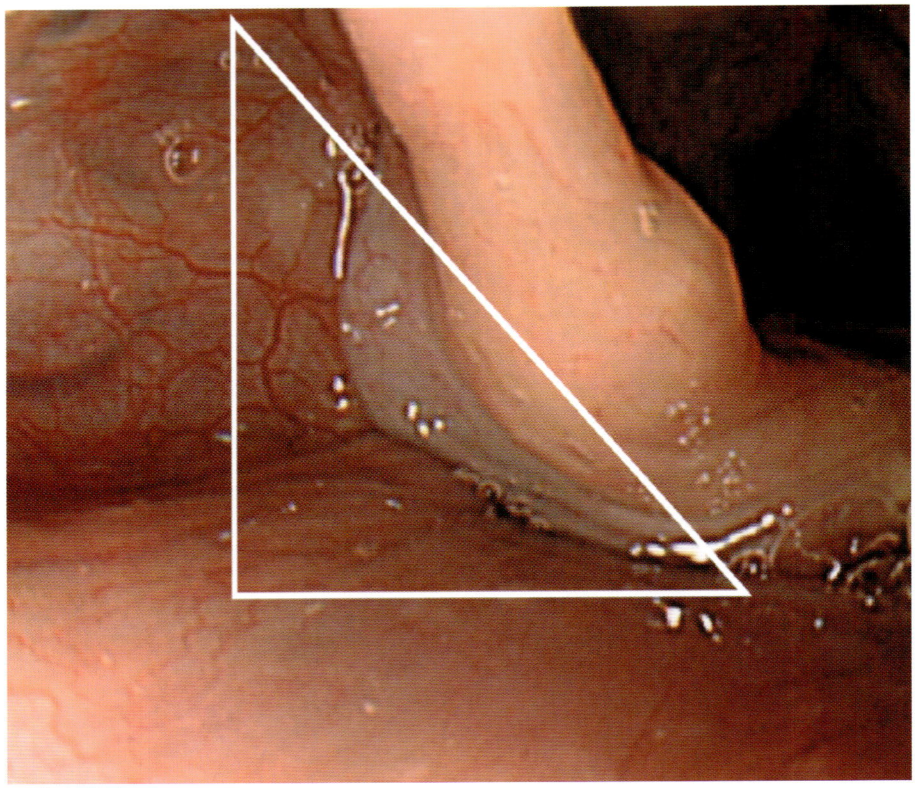

그림 9-2 식도 입구부가 되는 삼각 영역

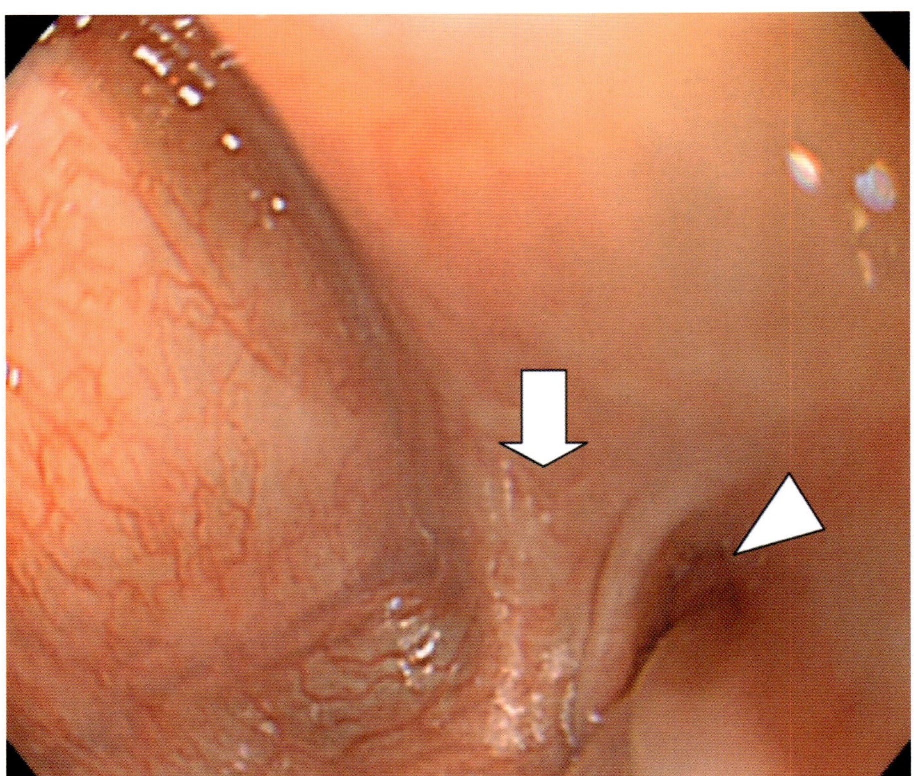

그림 9-3 좌이상와와 식도 입구부(삼각 화살표) 사이의 격벽(화살표)

내강을 관찰하면서 삽입하는 것은 곤란하고 종주(縱走)하는 식도 점막 표면의 혈관(그림 9-4)에 의지해서 방향성을 확인하면서 삽입해 나가게 된다. 이때 삽입에 저항을 느꼈을 경우에는 무리하지 말고 환자를 안심시키고 전신의 힘을 빼도록 격려하면서 동시에 환자에게 삼키는 동작을 하게 하고 삽입한다.

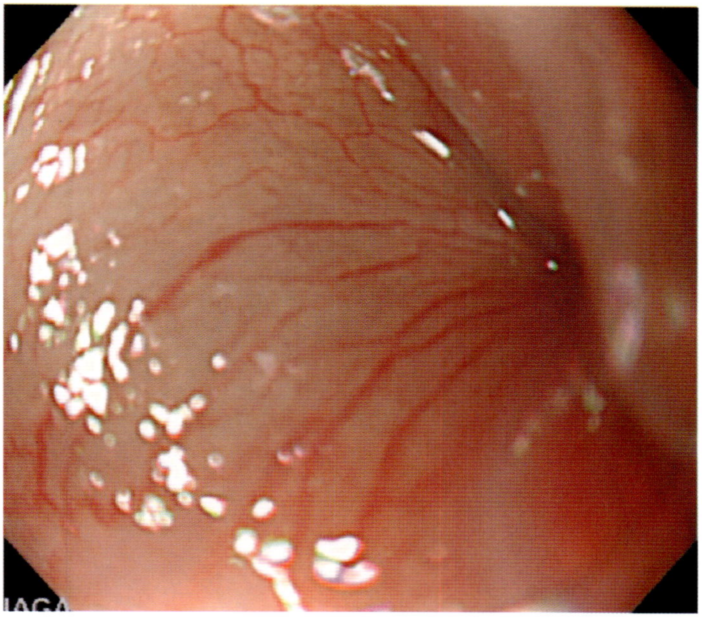

그림 9-4 식도 입구부의 종주(縱走)하는 혈관 형상

기법의 요령

삽입 시에는 구강 내의 타액을 최대한 흡인해 두면 삽입 시에 연하 반사가 일어나도 타액을 넘기는 일이 없어 그 후의 조작에 유리하다. 다만 흡인에 시간을 너무 들이거나 흡인 시에 점막을 흡인해 버리면 그것이 오히려 구역 반사를 유발해 삽입이 불리하게 되므로 타액의 흡인은 최소한으로 하고 신속히 식도 입구부로 내시경을 진행시키는 것이 중요하다. 식도 입구부에 도달한 후에는 위에서 서술한 것처럼 상부 식도가 시계방향으로 회전하고 있다는 것을 상상하면서 내시경을 진행시켜 나간다. 일직선으로 내시경을 삽입하려고 하면 내시경 첨단으로 식도 우측 벽을 눌러 환자에게 고통을 주게 된다.

트러블 회피법

기도에 삽입하는 것을 피하는 가장 기본적인 것은 직시하(直視下)에서 삽입 경로를 보면서 삽입하는 것에 중요하다. 또한 만일 기도 내에 삽입했을 경우에는 즉시 빼낸다.

One Point Advice

식도 입구부에 접어들고 나서 상부 식도까지 내시경을 삽입하는 사이에는 송기에 의한 내강의 확보가 곤란하여 환자들이 가장 불편감을 느끼는 부위이므로 가능한 한 순조롭게 내시경을 통과시킬 필요가 있다. 거기에는 어느 정도 블라인드의 상황 하에서도 스스로 식도의 주행을 상상하면서 내시경을 삽입하는 것이 중요하다.

10 식도-위 접합부를 통과하는 경우

林 良紀* · 三宅一昌*1 · 岩切勝彦*2 · 坂本長逸*3

식도-위 접합부의 통과와 관찰

하부 식도에서 식도-위 접합부에 걸쳐, 관강(菅腔)은 왼쪽 뒤쪽에서 앞쪽을 향하여 주행하고 있고 내시경을 항상 내강의 중앙에 위치하도록 앵글 및 왼손의 비틂으로 미세하게 조정하면서 관찰하여 식도-위 접합부에 도달한다. 식도-위 접합부에 도달하면 통과 전에 식도-위 접합부의 상세한 관찰을 실시하는 것이 중요하다. 이것은 위내에 송기한 후 식도-위 접합부가 충분히 확장하지 않아 경도의 역류성 식도염, 식도 열공 헤르니아(esophageal hiatus hernia), 바렛 상피(Barrett esophagus), 조기 식도암을 간과할 가능성이 있기 때문이다. 점액이 있는 경우는 충분히 세정한 후 횡격막이 내려가서 식도-위 접합부가 충분히 확장하는 흡기 시에 관찰한다. 관찰 후 식도-위 접합부를 통과한다. 식도-위 접합부는 보통 수축하고 있기 때문에(그림 10-1) 통과할

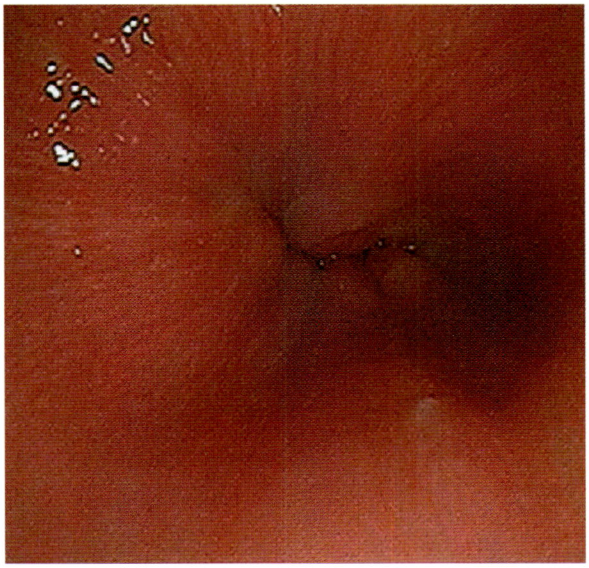

그림 10-1 굴곡이 없는 식도-위 접합부

* 日本医科大学第三内科 1) 講師, 2) 助教授, 3) 教授

때는 종주하는 위점막주름을 의지하여 관강을 중앙에 두면서 오른손으로 저항이 없는 것을 확인하면서 통과한다. 대부분의 경우 왼쪽 앞쪽을 향하게 되기 때문에 왼손을 왼쪽(반시계방향)으로 비틀어 가벼운 up 앵글을 걸어(가끔 왼쪽 앵글을 더하여) 통과하게 된다. 식도 하부의 굴곡이 강한 경우가 있는데(그림 10-2) 역시 앵글을 비틀어 굴곡에 맞추듯이 관강을 중앙에 두고 통과한다.

이와 같이 식도-위 접합부에서 점막 손상 등의 트러블을 회피하기 위해서는 관강을 파악하여 오른손의 저항을 느끼면서 삽입하는 것이 중요하고 관강을 놓치거나 오른손에 저항을 느끼는 경우는 한 번 내시경을 당겨 다시 관강을 확인한 후 삽입하는 것이 중요하다.

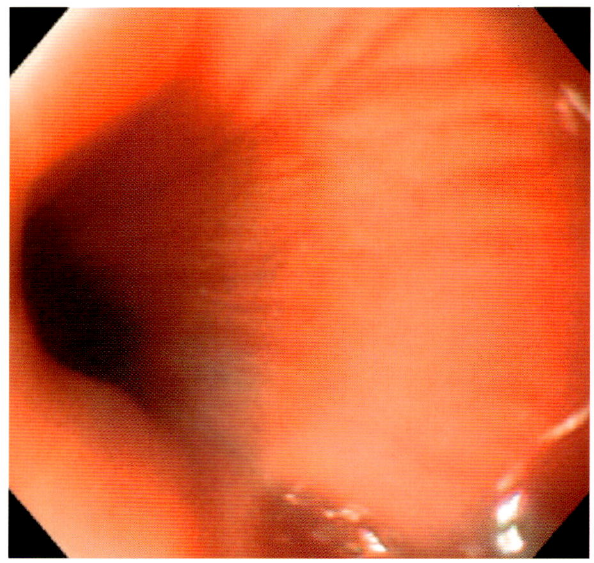

그림 10-2 굴곡이 강한 식도-위 접합부

식도-위 접합부에서 주의해야 할 질환

식도-위 접합부 암이나 악성 림프종 등의 종양성 병변이나 식도 정맥류는 출혈이나 천공의 원인이 되기 때문에 주의해야 한다. 또한 언뜻 보기에는 점막 병변이 없고 관강을 중앙에 두고 있음에도 불구하고 오른손에 저항감을 느끼는 경우 빈도는 드물지만 식도 이완불능증(achalasia)의 가능성이 있다. 그 저항감은 하부 식도 괄약근 이완 부전에 기인한다. 이 질환은 식도 점막을 잘 관찰하면 균열 소견[1]이나 백색을 띠는 그물 모양의 점막비후[2] 등이 관찰되는 경우가 많아(그림 10-3) 이러한 소견을 보였을 때는 식도 이완불능증을 의심하고 관강을 중앙에 두면서 눌러 가면 어떤 시점에서 저항이 없어져 위내에 삽입된다. 다만 점막면이 정상적이어도 식도-위 접합부 암에 의한 점막하 침윤이나 림프절 전이에 의한 외인성 압박 등에 의해 식도-위 접합부의 통과가 곤란한 증례도 있어(그림 10-4) 강한 저항감을 느낄 때는 무리하지 말고 CT 등으로 관강 외부의 정보를 얻는 일도 중요하다.

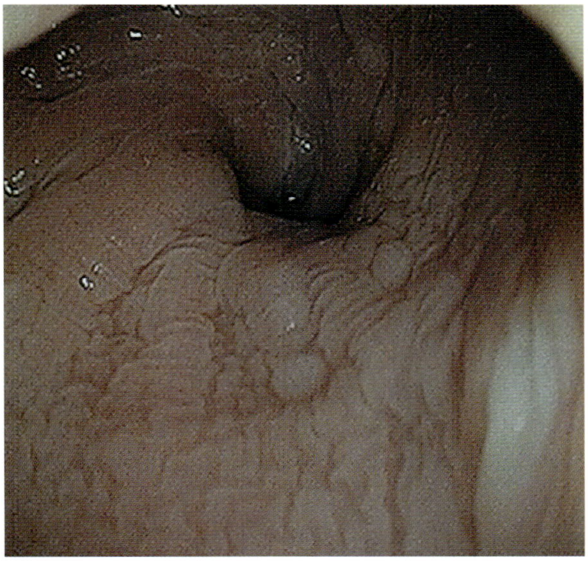

그림 10-3 식도 이완불능증(achalasia)의 식도-위 접합부

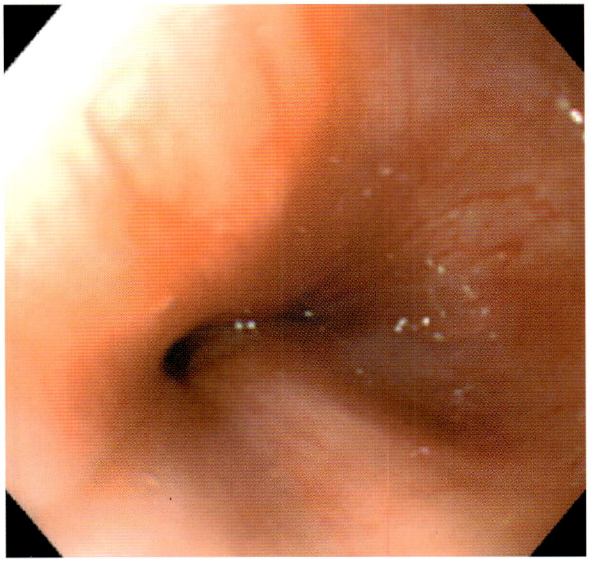

그림 10-4 림프절 전이에 의한 외인성 압박을 보이는 식도-위 접합부

참고문헌

1) 神津照雄，菱川悦男，宮崎信一ほか：食道アカラシアの内視鏡診断．胃と腸 **35**：1257-1261 (2000)

2) 岩切勝彦，琴寄　誠，林　良紀ほか：画像を診る一食道アカラシア．消化器の臨床 **5**：466-469(2002)

11 식도 내에서 반전되었을 경우

貝瀬 満*

식도 내에서 내시경이 반전하는 이유

내시경을 식도에 삽입할 때 내시경 첨단이 식도 입구부에 향하지 않은 상태로 무리하게 누르면 하인두로 내시경이 반전되는 경우가 있다(그림 11-1의 ①). 그 상태로 더 누르면 첨단이 반전된 채로 식도 내에 삽입되게 된다(그림 11-1의 ②). 실제로는 삽입 곤란 증례로 내시경을 강하게 눌러 내시경 첨단이 하인두로 반전된 반동으로 단번에 식도 내에 내시경이 삽입되는 경우가 많다. 내시경의 샤프트(shaft)가 내시경 화면에 보이거나 내시경을 누르면 내시경 화면이 전방으로 움직임으로써 식도내 반전을 확인할 수 있다.

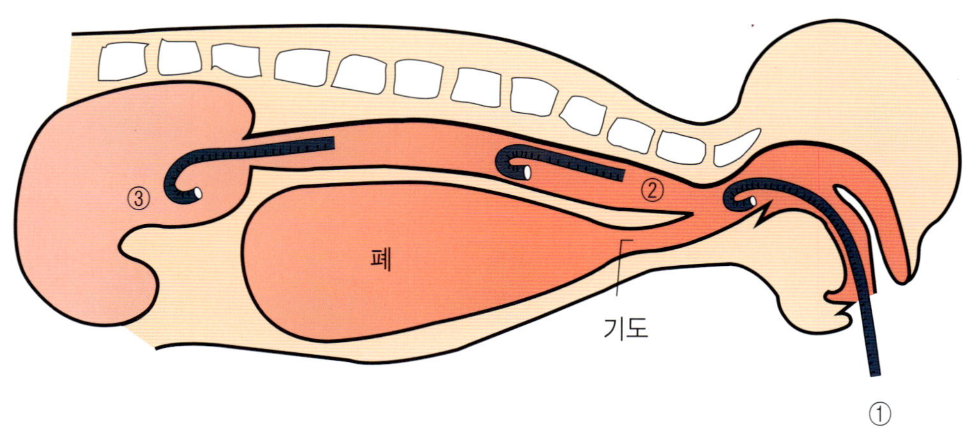

그림 11-1

* 東京慈恵会医科大学内視鏡科助教授

식도내 반전을 일으키지 않기 위한 기본 기법과 요령

식도내 반전을 일으키지 않기 위해서는 인두 후두 식도의 해부를 이해하고 하인두에서 식도 입구부 방향으로 내시경 첨단을 올바르게 유도·삽입하는 것이다.

그림 11-2와 같이 하인두에서 후두를 충분히 직시할 수 있는 상태라면 화살표 방향, 즉 좌측 이상와 방향에서 정중앙 방향으로 내시경 첨단을 유도한다. 이때 내시경 상하 앵글은 중립(neutral)에서 약간 down으로 조작해 하인두 뒤쪽 벽을 따르듯이 삽입하는 것이 요령이다. 여기서 up 앵글을 걸어 삽입하면 반전할 가능성이 있다.

같은 부분을 직시할 수 없는 상태, 특히 반사가 강한 상태에서는 내시경 첨단의 저항을 느끼면서 저항이 가장 적을 방향으로 미끄러지게 할 필요가 있다. 이때 가장 중요한 포인트는 무리하게 내시경을 누르지 않는 것이다. 내시경을 잡은 오른손으로 내시경 첨단의 저항을 항상 감지한다. 특히 화면이 붉게 보이는 경우에는 보다 민감하게 저항을 감지하여 내시경을 눌러도 붉은 상태의 내시경 화면이 순조롭게 움직이지 않은 경우에는 내시경을 무리하게 누르지 않는다.

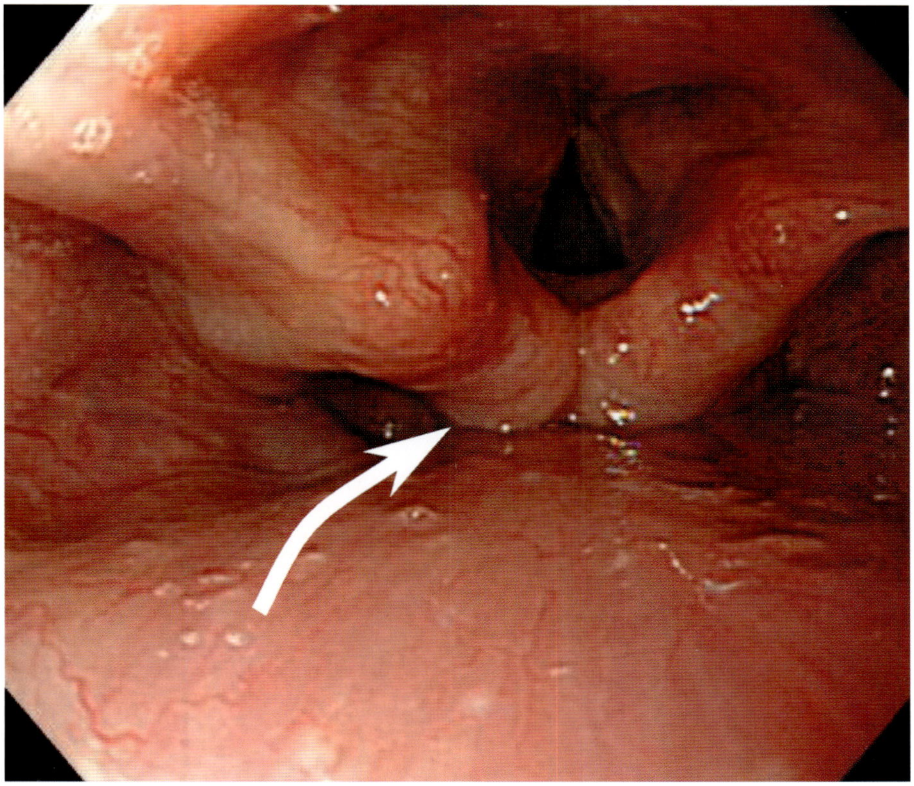

그림 11-2 하인두 후두부의 내시경 화면
화살표 방향으로 내시경을 유도한다.

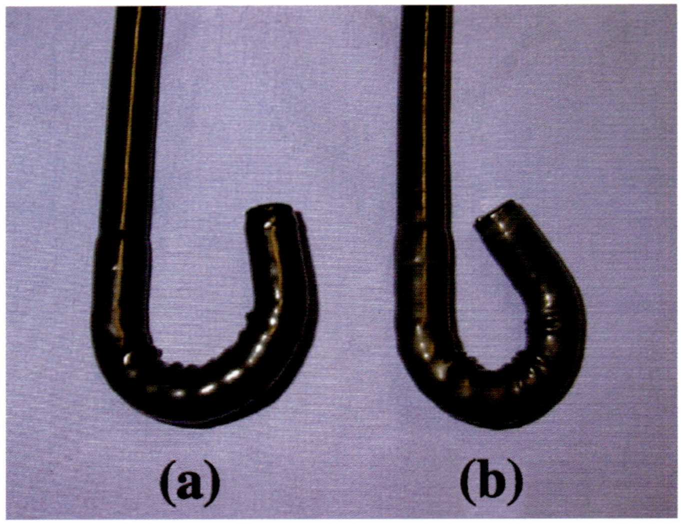

그림 11-3

(a) Full up-angle
(b) Twist (full up1& right-angle)

식도 반전에 의한 트러블 회피법

식도 내에서 내시경이 반전했을 때에 가장 중요한 것은 당황하지 않는 것이다. 반전한 내시경을 그대로 뽑으려고 하면 생리적으로 내강이 좁은 경부 식도를 손상시킬 가능성이 높다. 또한 보통 직경의 내시경을 흉부 식도 내에서 반전을 해제하면 내시경 첨단으로 식도벽을 손상시킬 가능성이 있다. 식도를 손상시키지 않고 식도내 반전을 해제하기 위해서는 반전한 내시경을 그대로 위내까지 천천히 삽입해 반전을 해제한다(그림 11-1의 ③).

One Point Advice

반전한 내시경을 위내에 삽입할 때에 위식도 접합부를 손상시킬 가능성이 있다. 위식도 접합부 손상을 회피하기 위해서는 내시경 반전부의 R(반경)을 최소로 한다. 즉, 상하 앵글을 풀 업(full up)으로 하고(그림 11-3a) 좌우 앵글을 좌우 어딘가에 풀 앵글로 해서(그림 11-3b, twist: 트위스트 조작) 천천히 내시경을 위내로 진행시킨다.

12 위 분문부 관찰

赤松泰次*

기본 기법

분문부암은 10 mm 미만의 소위암에서도 자주 점막하 침윤이 동반되므로 내시경 치료가 가능한 병변을 발견하기 위해서는 보다 상세한 관찰이 필요하다. 내시경에 의한 분문부의 관찰에는 직시로 보는 방법과 반전하여 보는 방법이 있고 반전에는 U턴과 J턴의 두 가지가 있다. 현재 일반적으로 스크리닝 검사에 이용되고 있는 가는 내시경은 어느 방향에서 반전해도 피검사자에게 아주 심한 고통을 주는 경우는 적지만 치료용 내시경 등 굵고 딱딱한 내시경을 이용하는 경우에는 올바른 반전 조작을 하지 않으면 피검사자에게 고통을 주게 된다. 따라서 평상시부터 올바른 반전 관찰을 실시하는 것이 중요하다.

U턴

U턴이란 그림 12-1과 같이 위체부 대만을 지점으로 한 반전 조작으로 위체부 대만은 해부학적으로 신장성이 뛰어나기 때문에 피검사자의 고통을 적게 하면서 반전시킬 수 있다. ① 위체 중부 부근에서 내시경의 축을 왼쪽(반시계방향)으로 회전하여 전벽에서 위체부 대만을 정면으로 본다. 이때 내시경 축의 회전은 손의 힘만으로 하는 것이 아니라 검사자의 몸 전체를 사용하는 것이 좋다. 이 시점에서 시술자는 피검사자 쪽으로 상체를 숙인 자세가 된다. ② 화면 상에서 위체부 대만의 fold의 근위부가 원위부보다 위쪽으로 올 때까지 내시경의 축을 충분히 회전시킨 후 up 앵글을 힘차게 걸면서 내시경의 첨단을 위체부 대만으로 누르듯이 하여 내시경을 밀어 넣는다. 이때 한순간 블라인드가 되지만 저항이 없으면 그대로 내시경을 밀어 넣어도 좋다. 위체부 대만에 위액이 가득 차 있는 경우에는 내시경을 밀어 넣기 전에 흡인해 둔다. ③ 시야가 확보되면 위저부(fundus), 분문부(cardia) 및 내시경의 일부가 관찰된다(그림 12-2). 멀리서 관찰한 뒤 up 앵글을 건채로 내시경을 조금 당기면 분문부를 가까이서 관찰할 수 있다. U턴에서는 직시로 볼 때와 좌우가 반대가 되어 화면 왼쪽이 후벽, 오른쪽이 전벽이 되므로 헷갈리지 않도록 한다.

* 信州大学医学部附属病院内視鏡診療部助教授

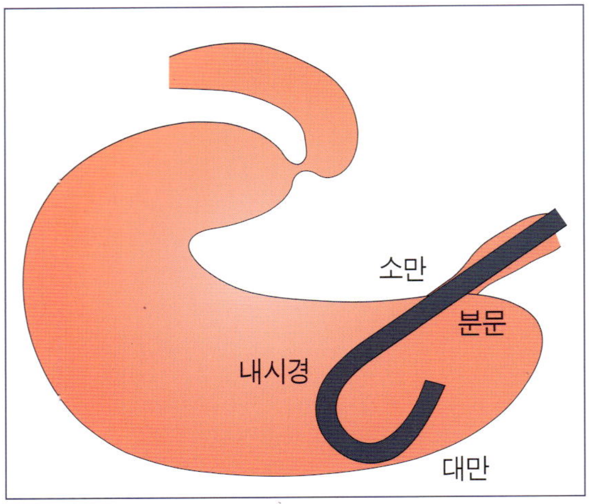

그림 12-1 U턴의 모식도

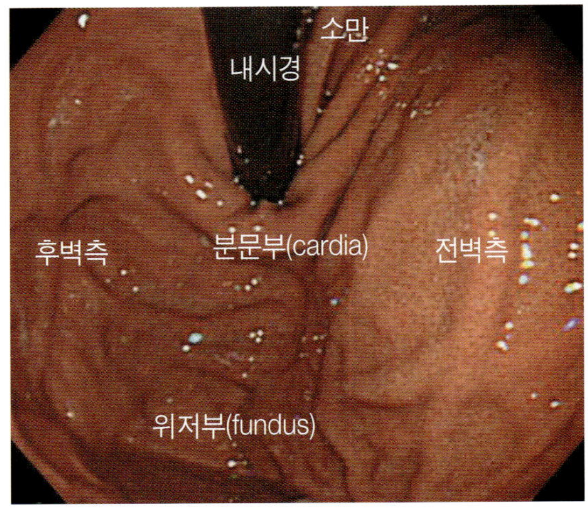

그림 12-2 U턴에 의한 분문부의 관찰

J턴

U턴을 관찰한 뒤 이번에는 내시경의 축을 오른쪽(시계방향)으로 180° 회전하면 그림 12-3과 같은 위체부 소만을 지점으로 한 J턴이 된다. U턴과 마찬가지로 멀리서도 관찰하고 가까이서 살펴본다. U턴 시에 내시경에 가려져 있던 분문부 소만을 충분히 관찰한다(그림 12-4). 또한 내시경을 앞뒤로 움직여 분문부의 전벽이나 후벽을 잘 관찰한다. 위체부 소만은 대만과 달리 신장에 대한 저항성이 낮기 때문에 J턴 상태로 구역 반사가 일어나면 열상(裂傷)을 초래할 수 있다. 따라서 J턴에서는 특히 과잉 송기나 무리한 내시경 조작은 조심해야 한다. J턴에서는 직시로 볼 때와 마찬가지로 화면 왼쪽이 전벽, 오른쪽이 후벽이 된다.

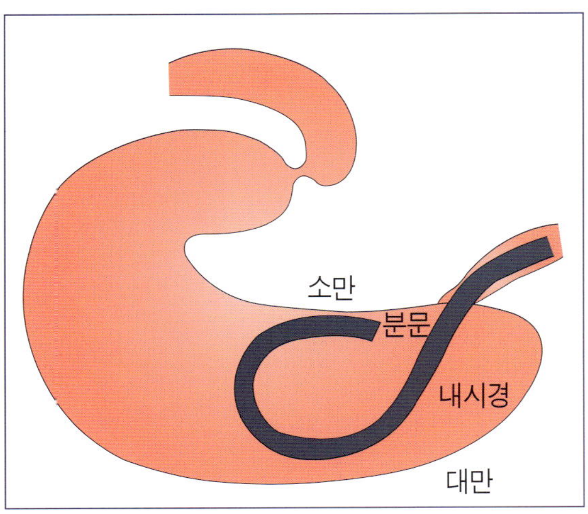

그림 12-3 J턴의 모식도

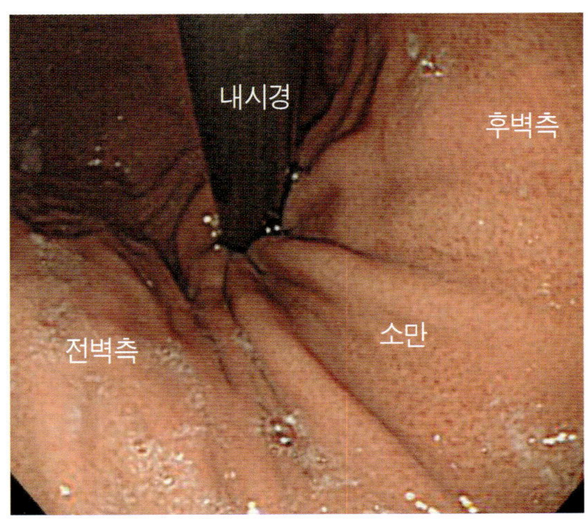

그림 12-4 J턴에 의한 분문부의 관찰

13 J턴으로 위각이 보이지 않을 경우

若林貴夫*

기본 기법

내시경을 위전정부에까지 삽입하여 up을 걸어 J턴으로 하면 위각부 소만을 정면에서 볼 수 있고 내시경을 앞으로 당기면 위각(胃角)을 가까이서 볼 수 있고, 밀어 넣으면 멀리서 관찰할 수 있다. 또한 좌우 앵글을 이용하여 내시경을 반시계방향 · 시계방향으로 회전시키면 위각의 전벽 · 후벽을 각각 관찰할 수 있다. 전벽은 내려다보는 것에 의한 관찰이 J턴보다 시야를 얻기 쉽다(그림 13-1). 이에 반해 직시로 보는 방법에 의한 후벽의 관찰은 비스듬한 방향(tangential)이 된다(그림 13-2).

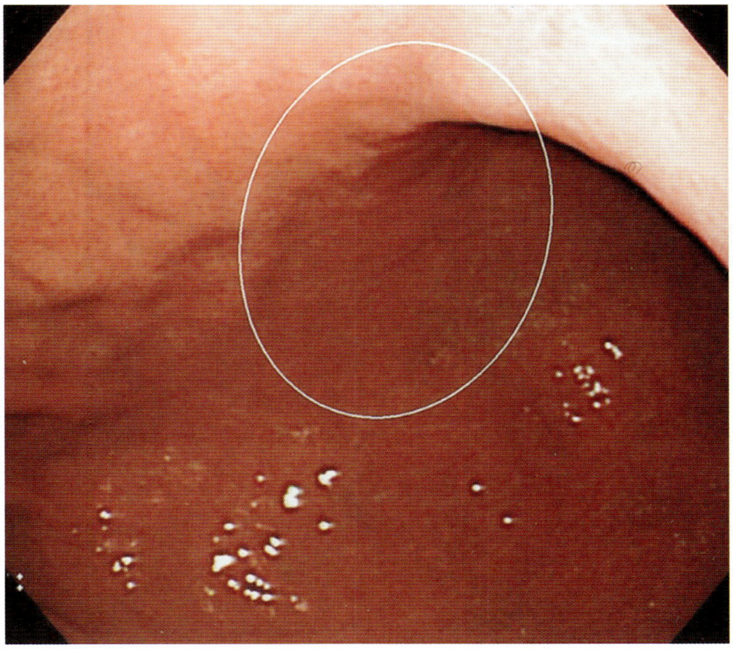

그림 13-1 직시로 볼 때의 위각부 전벽의 관찰

* 藤田保健衛生大学第二教育病院消化器内科講師

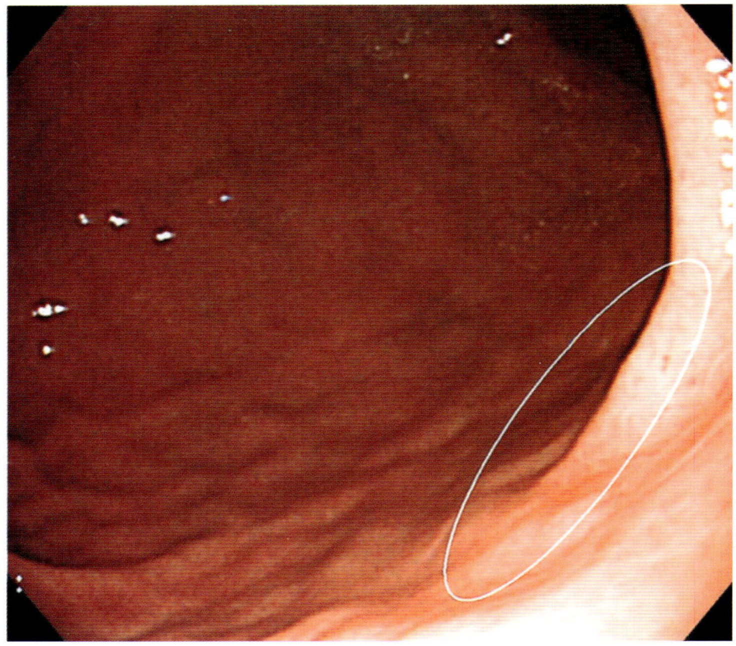

그림 13-2 직시로 볼 때의 위각부 후벽의 관찰

기법의 요령

관찰의 순서로서 위각의 관찰을 먼저 실시하면 거리를 잡지 못하고 위각을 관찰할 수 없는 경우가 있다. 즉 내시경 삽입으로부터의 시간이 짧고 위내로 송기가 충분하지 않아 관강이 충분히 확장되지 못했기 때문이다. 위각이 가까이서 관찰이 곤란한 증례(그림 13-3)에서는 다른

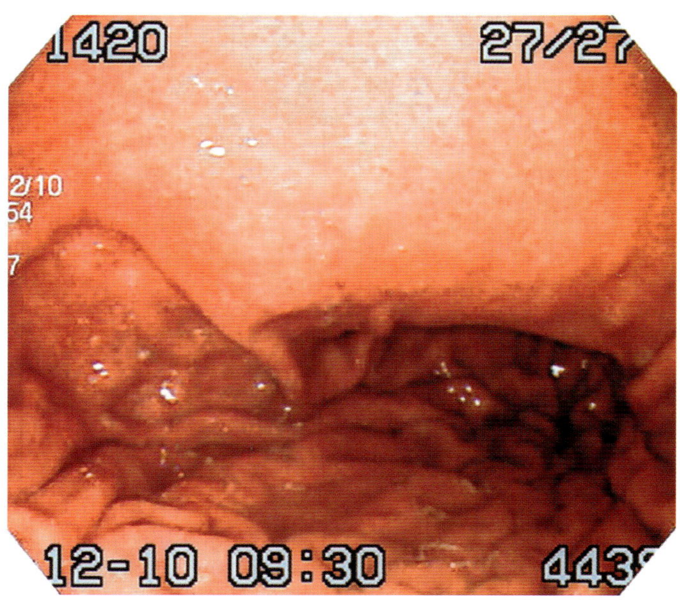

그림 13-3 관강이 좁아 위각이 접근하여 J턴에 의한 관찰이 곤란했던 증례

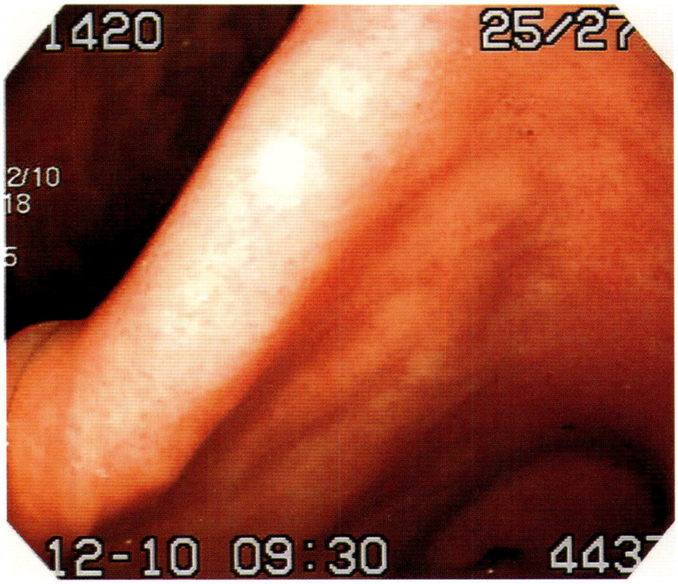

그림 13-4 그림 13-3과 동일한 증례에서의 J턴에 의한 위각의 관찰
다른 부위의 관찰을 실시한 후에 다시 위각을 관찰하면 거리가 잡힌 촬영이 가능해졌다.

부위의 관찰을 실시한 후에 위각을 관찰하면 양호한 시야를 얻기 쉽다(그림 13-4). 특히 위각부에 병변이 있어 내시경 치료를 실시하는 경우에 위각부를 먼저 보려고 하면 이러한 상황을 만나기 쉽다. 송기하여 몇 분 기다리면 관찰하기 쉬워진다. 직시로 보면서 전정부 소만을 따라 당기면서 관찰하는 방법도 있지만 근접 관찰이 되어 충분한 관찰이라고는 할 수 없다.

트러블 회피법

병변의 부위를 이미 알고 시행하는 2차 검사에서는, 위각의 후벽을 잘 관찰하기 위해 사시경이나 측시경을 이용해야 한다. 직시경으로는 충분한 관찰이 어려울 수 있고 생검이 잘못되어 위음성이 될 수 있으므로 검사를 하는 의미가 없어질 수 있다.

J턴으로 위각의 관찰이 불량한 증례는 관강이 좁고 위전정부의 길이가 짧은 특징이 있다. 위각과의 거리를 잡을 수 없다고 함부로 내시경을 밀어 넣거나 과잉 송기를 하면 환자에게 고통을 줄 뿐만 아니라 의인성(iatrogenic) 위점막 손상을 일으킬 수 있다. 위전정부의 길이가 짧은 위에서는 체부로부터 위전정부의 신전이 어려운 경우 위저부(fundus)가 심하게 확장될 수 있으므로 과잉 송기를 주의한다.

위각을 관찰하기 어려운 증례인데 위각에 병변의 일부가 관찰되었을 때에는 곧바로 검사를 중단하고 측시경이나 전방 사시경에 의한 관찰로 전환한다. 또한 위각을 관찰하기 어렵고 벽이 딱딱함을 느꼈을 경우에는 경성(scirrhus) 위암의 감별이 필요하다.

One Point Advice

J턴으로 반드시 모든 예에서 위각이 관찰되는 것은 아니다. 최대의 요인으로서는 내시경의 기기 상태에 좌우되는 경우가 많으며 내시경의 기종에 따라 차이가 있다. 상기의 방법으로 위각이 관찰되지 않았을 경우에는 다른 도구를 이용하여 확인하는 것이 바람직하다.

14 위체부 후벽이 보이지 않을 경우

丹羽康正[*1] · 井口洋一[*] · 後藤秀實[*2]

기본 기법

내시경 검사는 검사 시에 병변을 찾아내 정확히 진단하는 것이 중요하다. 때문에 위 전체를 빠짐없이 관찰해야 하고 간과하기 쉬운 부위를 알아두어야 한다.

관찰 상의 맹점이 되기 쉬운 부위는 분문 직하부 점막주름의 분수령(watershed)보다 근위부 후벽, 반전 관찰 시 내시경에 가려진 부위, 위액이 모이는 위체부 대만, 위체부 후벽을 들 수 있다. 특히 위체부 후벽은 근위부에서 관찰할 때는 비스듬한 방향(tangential)이 되어 직시하기 어렵고 반전 조작으로는 내시경 자체에 의한 사각지대가 되기 때문에 의식해서 관찰하는 것이 필요하다.

일반적으로 검사 초기에는 공기량이 적기 때문에 위체부의 소만에서 전후벽을 관찰하는 것이 좋다. 위각부에서 전정부를 관찰한 후에 반전하여 위체부, 분문부, 위저부를 관찰한다. 내시경을 반전한 채로 진행시키거나 뽑아내면서 위체부를 관찰할 때, 위를 압박하게 되어 피검사자에게 부담이 가기 때문에 신속하게 관찰할 필요가 있다. 그 다음 앵글을 해제해 다시 내시경을 빼면서 체부를 관찰하는데 이때는 공기량이 많기 때문에 위체부에서도 전후벽에서 대만의 관찰이 가능하다.

기법의 요령

직시로 보는 관찰은 체부 후벽은 비스듬한 방향이 되어 직시하기 어렵다. 특히 공기량이 많아 위가 늘어나 있을 때(그림 14-1)는 비스듬한 방향의 각도가 심해지므로 공기를 흡입하여 후벽을 직시하기 쉽게 한다(그림 14-2). 또한 직시로 볼 때에 시술자의 몸 전체를 후벽을 향한다는 생각으로 내시경 전체를 움직이면 시야가 확보되는 경우가 있다.

반전하여 위체부를 관찰할 때는 체부 후벽은 내시경에 의한 사각지대가 되기 쉽기 때문에 내시경을 비틀어 앵글을 조절하여 관찰하는 것이 필요하다. 직시해서 보면 비스듬한 방향으로

* 名古屋大学大学院医学系研究科消化器内科学 1) 講師, 2) 教授

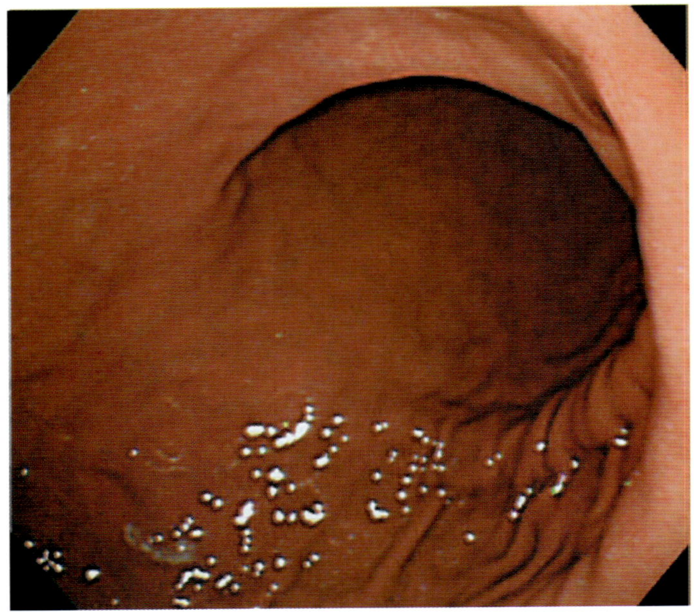

그림 14-1 공기량이 많을 때 위체부 후벽의 관찰

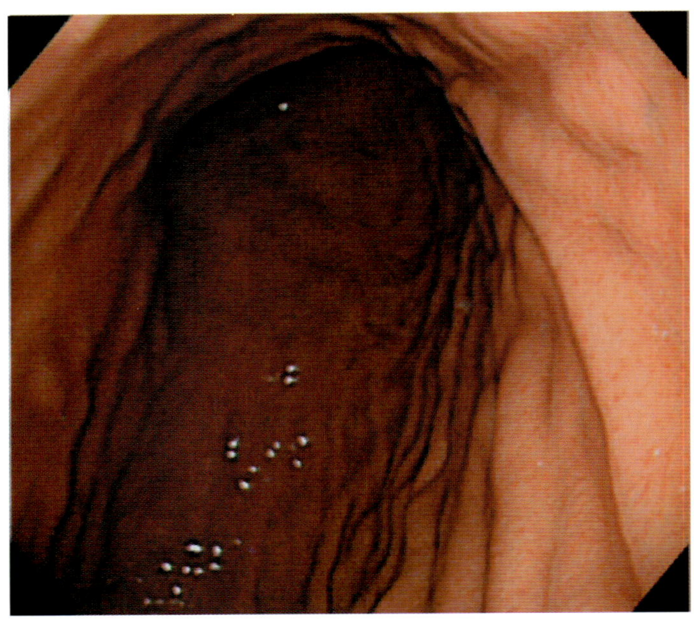

그림 14-2 공기량이 적당할 때 위체부 후벽의 관찰

전체 형상을 파악하기 어려웠던 병변도(그림 14-3) 반전 상태로 내시경을 밀어 넣으면 병변 전체의 형태를 관찰하는 것이 가능하다. 그림 14-4는 반전 조작으로 병변의 전체가 관찰된 IIa형 조기 위암이다.

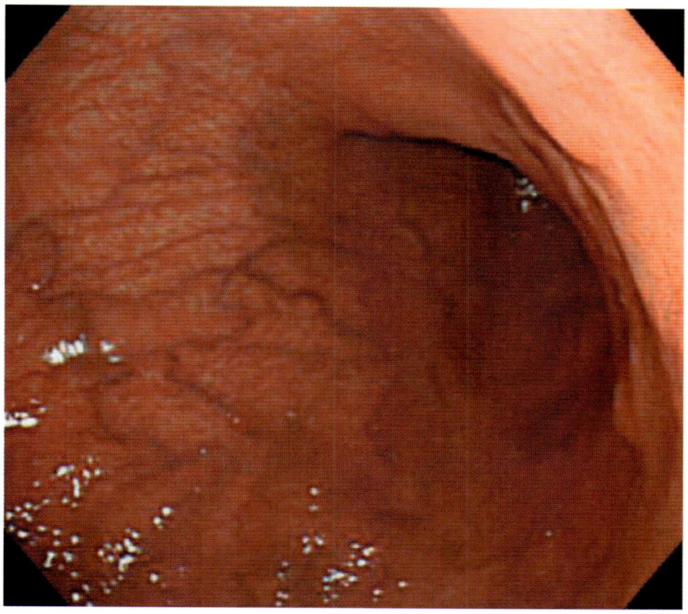

그림 14-3 위체부 후벽의 IIa형 조기 위암(직시로 볼 때)

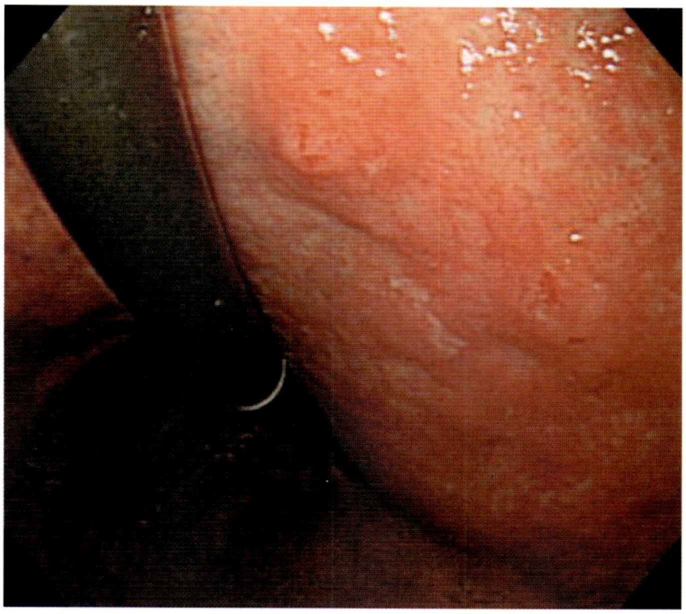

그림 14-4 위체부 후벽의 IIa형 조기 위암(반전 화면)

트러블 회피법

위체부 후벽은 혈관이 많아 종종 치료 내시경을 필요로 하는 출혈성 위궤양이 발생한다. 출혈 때문에 시야 확보는 한층 더 곤란하게 되어 병변의 확인, 처치가 어려울 수 있다. 투명 후드를 장착하면 위체부를 압박하여 관찰 각도를 바꿀 수 있고 내시경 첨단과 위벽과의 거리를 확보할 수 있게 되어 병변의 확인이나 지혈 처치가 용이해진다.

One Point Advice

위체부 후벽을 관찰하기 어려운 경우에는 공기량이나 관찰 방향을 바꾸고 피검사자의 체위 변환, 경우에 따라 투명 후드의 장착 또는 측시경의 사용이 효과적이다.

15 폭포위

岡 茂樹* · 桑山 肇*1

기법 기본과 요령

위에 삽입하기 전에는 우선 식도위 경계부를 잘 관찰한다. 위내에 삽입 후 식도위 경계부 직하방에서 원위부의 방향을 잡기 어렵기 때문에 가볍게 송기하여 시야를 넓이고 나서 내시경을 약간 좌측 후방을 향해 진행시켜 나간다. 그러나 폭포위(waterfall stomach)의 경우 분수령이 시야의 왼쪽 끝에 붙어 있기 때문에 위체 상부의 내강이 눌려 찌그러진 것처럼 되어 있어 진행 방향을 알기 어렵다(그림 15-1). 그래서 초심자는 시야를 넓히려고 지나치게 송기를 실시하게 된다. 그렇게 되면 위저부에 더욱 공기가 모여 점점 확장되기 때문에 확인된 진행 방향으로 내시경을 밀어도 위저부에서 반전해버려 좀처럼 삽입할 수 없다(그림 15-2). 그렇게 되면 더욱 더 방향은 잡기 어렵고 또한 피검사자에게 고통을 주게 되어 시술자는 당황하게 된다. 이러한 경우에는 일단 분문부 근처까지 내시경을 되돌려 일직선으로 한 후 위저부에 모인 공기를 가능한 한 흡인한다. 직시로 보면 좌측 방향에 대만의 주름 보이기 시작한다. 여기에서 대만의

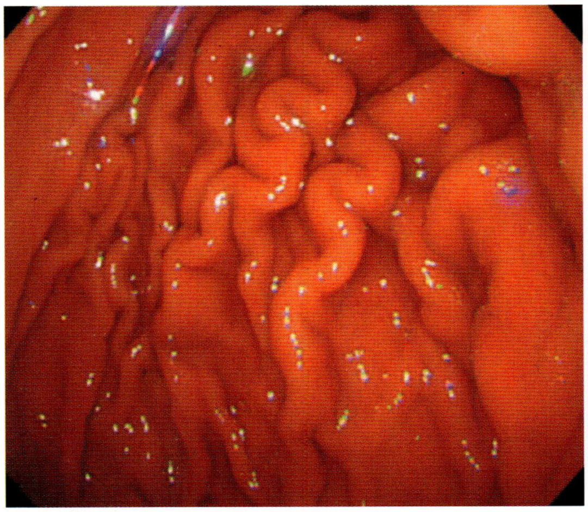

그림 15-1 삽입 시

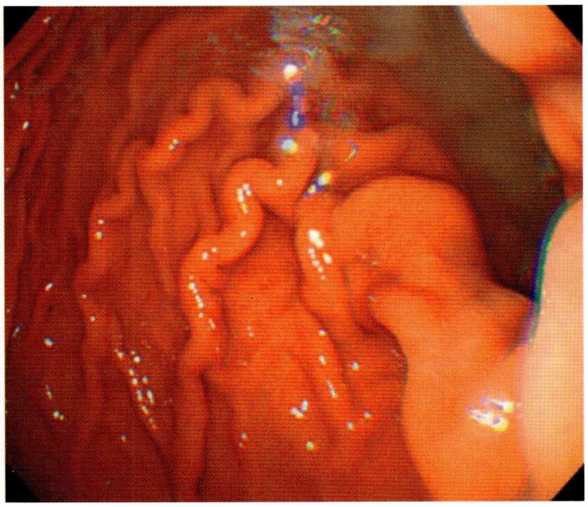

그림 15-2 송기 시

* 獨協医科大学越谷病院消化器内科 1) 教授

주름의 주행을 잘 확인하여 그 주름을 따라 좌측 방향으로 내시경을 진행시켜 up을 걸어 전벽을 보도록 한다. 계속해서 내강의 좁은 방향으로 진행하도록 그대로 내시경의 축을 90° 오른쪽으로 회전시키면서 주름을 따라 삽입한다(그림 15-3 화살표). 이 방법으로 내시경을 위체부 근위부로 근접시킬 수 있다. 반대로 내강이 넓어보이는 방향으로 진행하면 거기는 또 위저부가 된다.

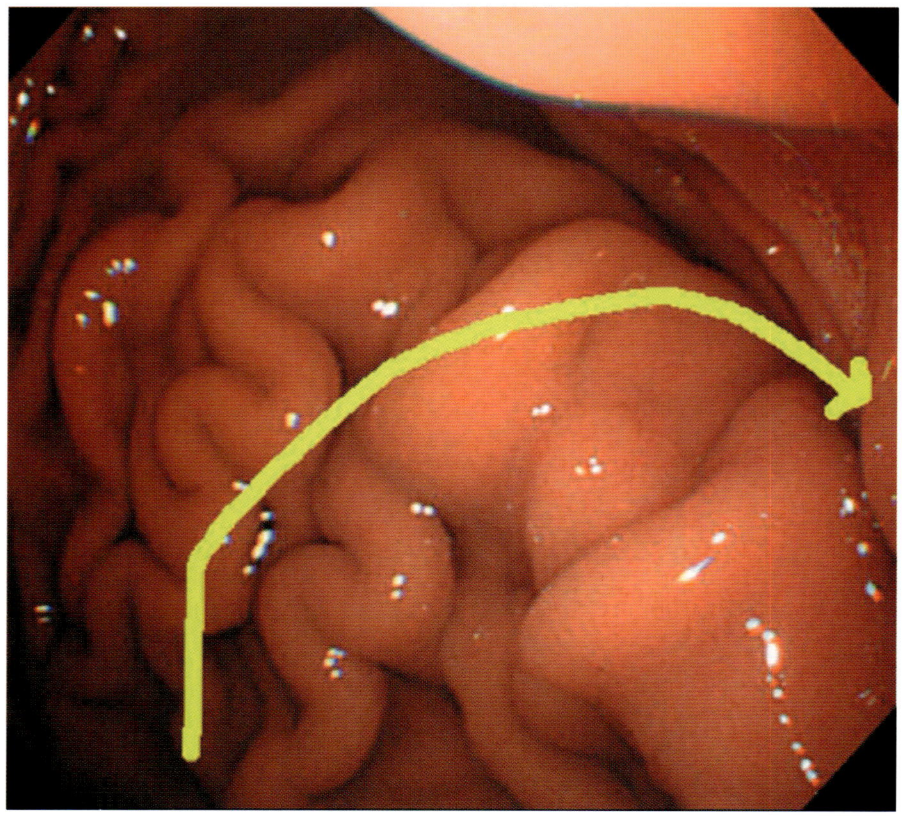

그림 15-3 삽입 방향

One Point Advice

폭포위라고 생각되면 우선 당황하지 말고 송기는 조심스럽게 하여 전방 좌측 방향으로 나아간다. 마지막에 내시경을 체부의 주름 방향으로 미끌어지듯이 우회전을 한다.

16 유문륜 통과 요령

小野尚子* · 加藤元嗣*1

기본 기법

유문륜(pyloric ring)은 일반적으로 원형, 타원형으로 열려 있다(그림 16-1).[1] 위의 과잉 신장을 초래하지 않은 정도의 송기를 실시하면서 up 앵글을 걸어 대만을 따르듯이 유문륜 직전까지 내시경을 완만하게 진행시킨다. 유문륜 주변은 한 번 내시경이 통과하면 기계적 자극에

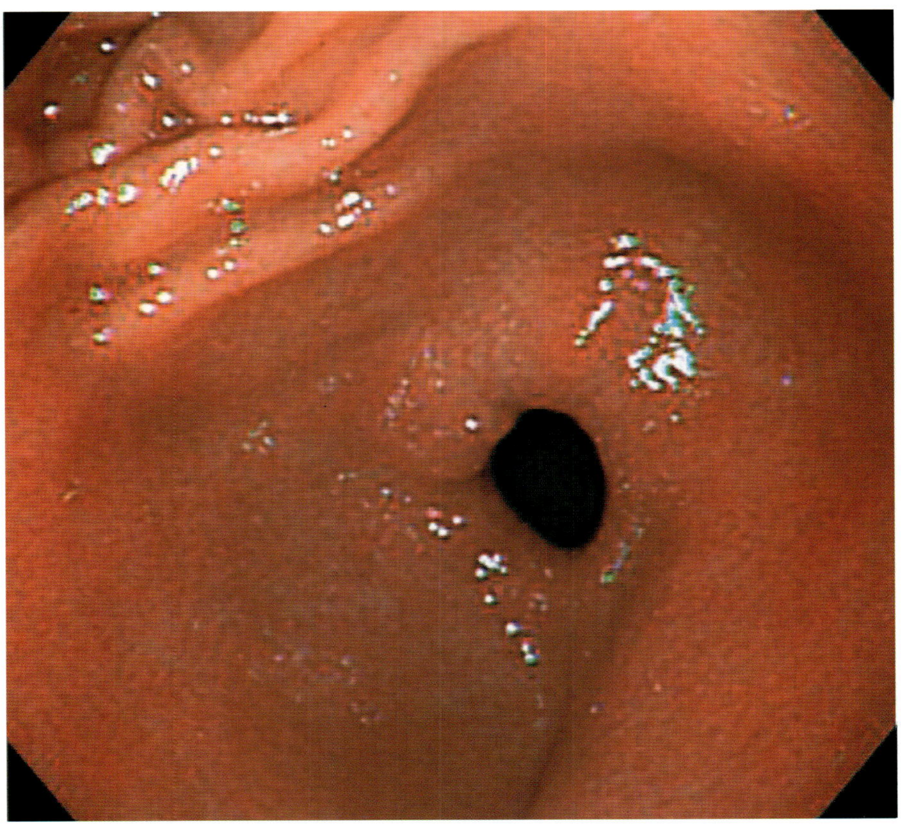

그림 16-1 보통의 유문륜(pyloric ring)

* 北海道大学病院光学医療診療部 1) 助教授

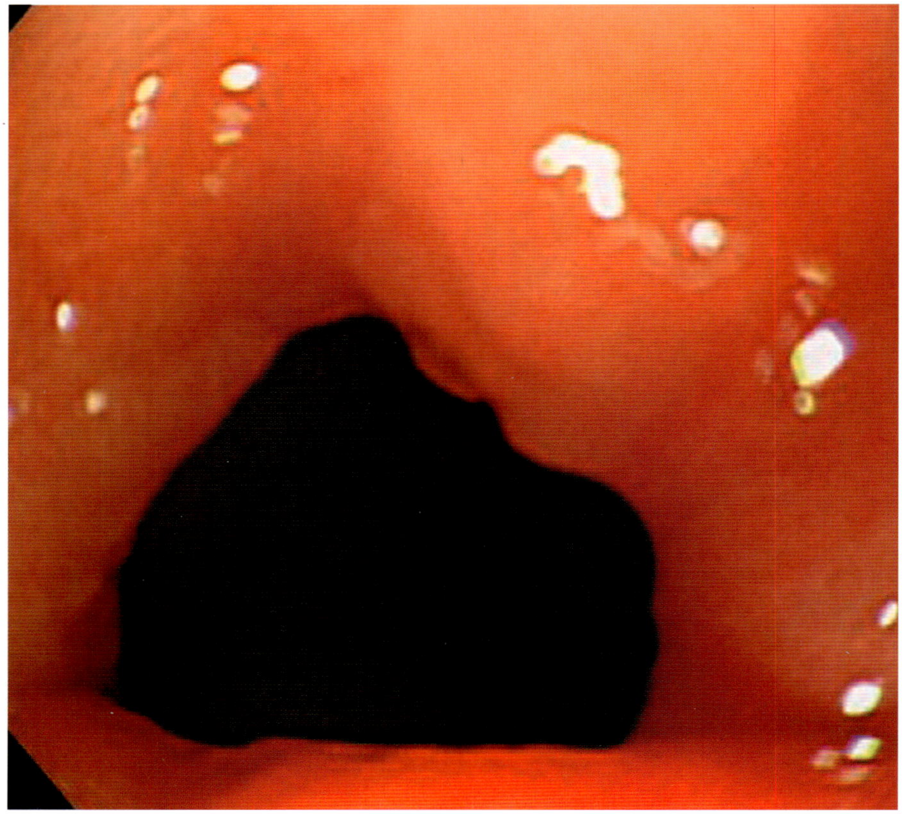

그림 16-2 유문륜 통과 직전의 내시경 화면

의해 상처가 생기기 쉽기 때문에 통과 전에 관찰을 하도록 노력한다. 관찰 후 시야의 중심으로 유문륜이 오도록 내시경을 밀어 진행시키고(그림 16-2) 연동에 맞추어 첨단을 유문륜에 걸치듯이 가벼운 down을 걸면 내시경이 휘면서 저항이 없어지면서 십이지장 구부에 삽입된다. 이때 너무 강하게 밀어 버리면 십이지장 전벽에 내시경이 부딪치므로 주의를 요한다.

기법의 요령

유문륜 통과가 어려운 경우는 전정부에서 유문륜에 걸쳐 변형이 있는 경우, 유문륜의 긴장이 강한 경우, 위하수가 강한 경우를 들 수 있다. 궤양 반흔 등으로 변형이 강한 경우는 변형의 방향으로 축을 맞춰 내시경을 진행시켜 나가면 비교적 유문륜은 크게 열려 있는 경우가 많아 진행되는 방향이 잘못되어 있지 않다면 통과에는 그다지 어렵지 않다. 위하수가 강한 경우에는 위내에서 내시경이 휘어 좀처럼 유문륜에 도달하지 못하는 경우가 있다. 피검사자도 위의 과신장에 의한 고통으로 힘들어하는 경우가 많기 때문에 그때는 피검사자에게 흡기로 숨을 멈추게 하여 위벽의 과신장을 방지하는 것도 좋다.

One Point Advice

유문륜의 과도한 긴장으로 십이지장으로의 삽입에 시간을 소비하는 경우가 있다. 피검사자에게는 복식 호흡으로 안정을 취하게 하고 유문륜에 가볍게 송기를 하면서 연동 운동으로 긴장이 풀리는 것을 느긋하게 기다린다. 내시경의 첨단이 튕겨져 나갈 것 같은 경우에는 통과 시에 좌우 앵글을 고정해 보는 것도 좋다. 또한 긴장이 강한 유문륜에는 송기 대신에 송수를 하는 방법이 유용하다는 보고도 있다.[2)]

이상과 같이 '당황하지 말고, 서두르지 말고, 시간을 조절하는' 것이 유문륜 통과의 요령이다.

참고문헌

1) 岡崎幸紀：消化管内視鏡の ABC. 日本医師会雑誌臨時増刊号 **116**(2)：119-122 (1996)

2) 酒井義浩：緊張した幽門輪には送水法で. 消化器内視鏡 **16**(6)：957 (2004)

17 구부를 빠짐없이 보는 방법

天野祐二*

기본 기법

브통 십이지장 구부(球部)에 삽입하는 경우 유문륜 통과 직후에는 내시경 첨단은 십이지장의 전벽에 상당히 근접한 위치에 있기 때문에 구부 삽입과 동시에 충분한 송기를 더하면서 내시경을 약간 되돌려주면 넓은 시야에서 구부 내를 관찰할 수가 있다. 이때 관찰되는 것이 전벽과 소만이다(그림 17-1). 그 다음 시계방향으로 조금 회전시켜 주면 십이지장의 상부하핵각이 우측으로 보이기 시작한다. 이 시야에서 후벽을 보고 내시경을 조금 당기면서 하벽을 관찰한다(그림 17-2). 기본 검사에서는 이 두 가지의 시야를 촬영 기록해 두는 것이 바람직하다.

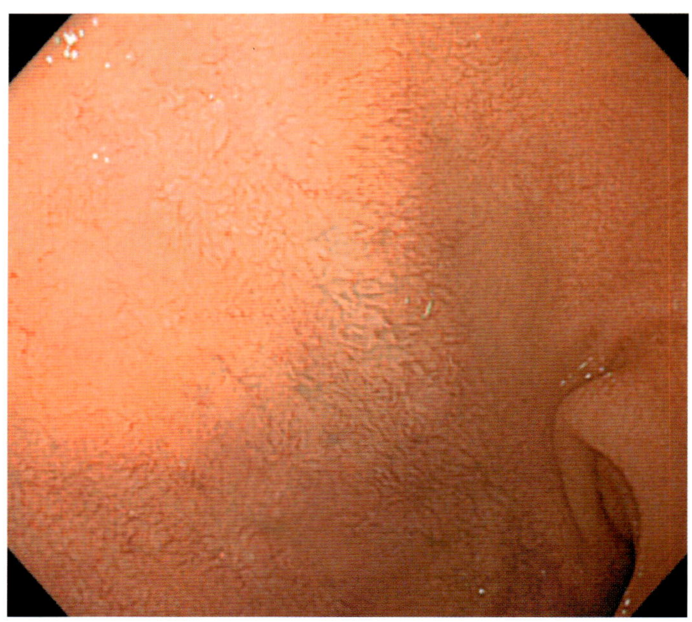

그림 17-1 십이지장 구부 전벽 및 소만의 관찰

* 島根大学医学部附属病院光学医療診療部助教授

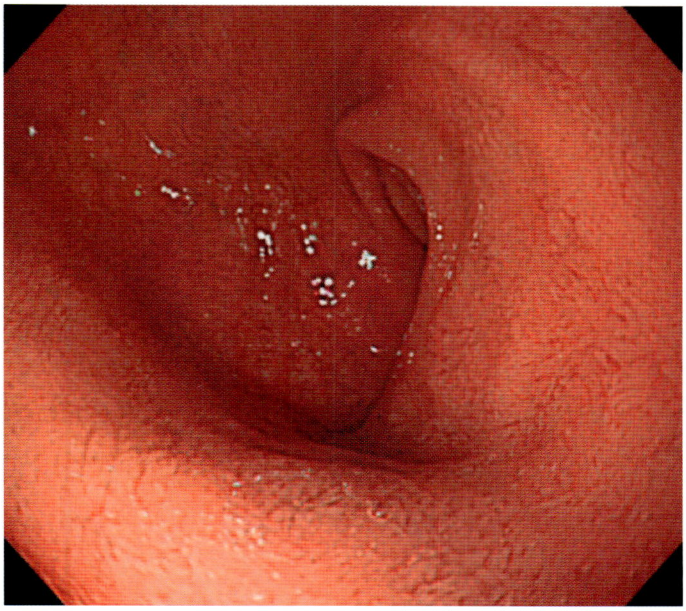

그림 17-2 후벽 및 하벽(대만)의 관찰

기본 검사에서는 적어도 그림 17-1, 2의 두 가지 관찰 화면을 기록해 두는 것이 바람직하다.

기법의 요령

유문륜 직하는 의식하지 않으면 정확한 관찰은 할 수 없으므로 내시경을 충분히 되돌리면서 관찰할 필요가 있다. 이때 down 또는 right 방향으로 앵글을 걸면서 천천히 되돌리면 관찰하기 쉽다. 이와 같이 전벽으로부터 충분히 거리를 유지한 상태라면 다음 십이지장 하행각으로의 삽입도 용이해진다. 다만 미소한 병변이나 궤양 반흔에 의한 변형이 있는 경우에는 유문륜으로부터 빠지는 순간에만 관찰이 가능한 경우도 있으므로 유문륜으로부터 내시경이 빠지는 것을 겁내서는 안 된다. 처음 유문륜에서 십이지장 구부로의 삽입이 곤란했던 증례에서도 재삽입은 의외로 쉬운 경우도 많다.

트러블 회피법

일반적으로 정상 십이지장 구부 내에서의 트러블은 적다. 그렇지만 다발성 궤양 반흔 등으로 구부에 변형이 있는 경우에는 십이지장벽이 얇아 천공되기 쉽다는 것을 염두에 두고 세심한 내시경 조작을 하는 것이 필요하다. 마찬가지로 심한 활동기 궤양일 경우에도 과도한 송기로 궤양 천공을 일으킬 경우가 있다는 것을 염두에 두어야 한다. 또한 이른바 kissing ulcer scar로 고도의 위게실이 생긴 예에서는 위게실 입구부와 하행각으로의 입구부의 판별이 어려운 경우도 있으므로 이러한 경우에는 거친 삽입은 조심해야 한다.

One Point Advice

전술한 바와 같이 유문륜 직하의 병변에 대해서는 보통의 전방 관찰로는 불충분할 수도 있다. 이 경우에는 십이지장 구부내 반전법에 따른 관찰이 유용하다. 그림 17-3은 구부내 십이지장 유암종(carcinoid tumor)의 증례로, 어느 정도 크기가 있는 병변이지만 보통의 관찰에서는 병변의 일부 밖에 관찰하지 못했고 또한 병변을 근접해서 보기 때문에 상세하게 보기 어렵다. 구부 내에서 충분히 송기하여 십이지장의 상부하행각에 내시경을 밀어 넣듯이 up 앵글을 걸면서 천천히 밀어 넣으면 반전에 의한 관찰 형상을 얻을 수 있어 병변의 전체를 파악할 수가 있다(그림 17-4). 다만 이 조작을 미숙하게 실시하는 것은 위험하고 충분한 경험을 쌓은 후 시도하는 것이 좋다. 하지만 구역 반사를 반복하거나 활동기 궤양이 있는 경우, 궤양 반흔에 의한 변형이 있는 예 등에서는 실시하지 않는 것이 좋다.

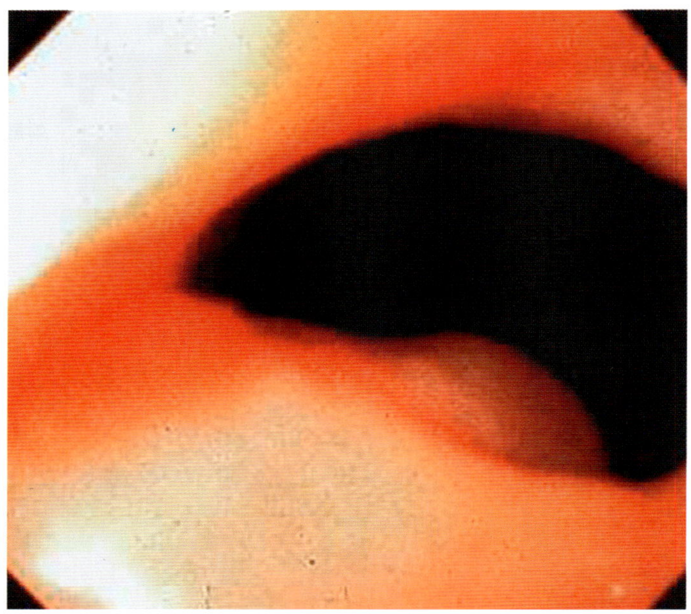

그림 17-3 유문륜에 가까운 십이지장 구부 유암종 증례
보통의 전방 관찰에서는 병변의 일부만 보인다.

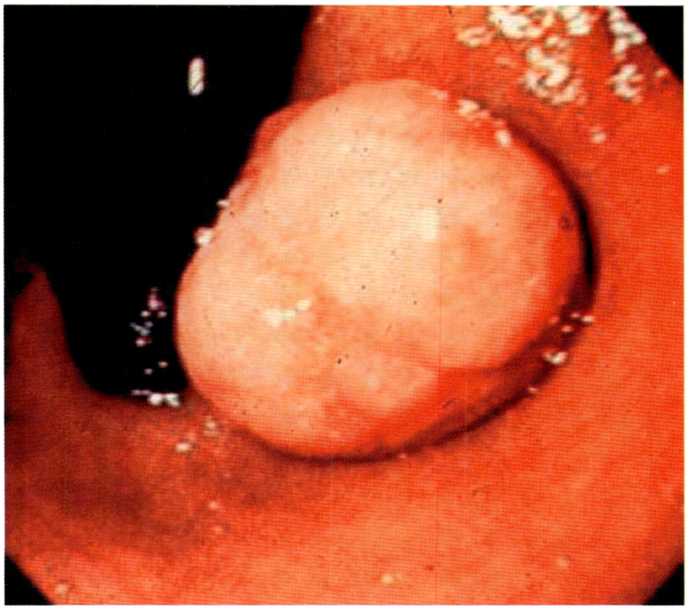

그림 17-4 그림 17-3과 동일 병변의 구부내 반전 관찰 화면
병변 전체의 관찰이 가능하다.

18 십이지장 하행각으로의 삽입과 관찰

入澤篤志[*1] · 大平弘正[*2]

서론

유문륜을 넘어 내시경을 십이지장으로 삽입하기 위해서는 위의 대만 쪽을 신장시킬 필요가 있어 환자는 약간의 고통을 느끼게 된다. 또한 하행각으로 삽입할 때는 일시적으로 블라인드 조작이 되어 버리는 경우가 있어 특히 초심자는 하행각까지의 삽입을 망설이는 경우도 있다. 그러나 기본 상부 소화관 내시경 검사에서도 하행각으로의 삽입과 관찰은 필수이다.

십이지장의 상부하행각의 인식

내시경을 십이지장 구부로 진행시키면 일반적으로는 시야의 중앙 약간 오른쪽으로 아치 모양의 만곡부가 관찰된다(그림 18-1). 이것이 십이지장의 상부하행각(superior descending angle, SDA)이다. SDA을 볼 수 있는 쪽은 위의 대만 쪽에 연속하고 있다. 여기를 넘으면 십이지장 제2부를 관찰할 수 있다. 제2부는 후복벽에 고정되어 있는데 구부는 고정되어 있지 않고 위의 긴장도나 체위 등에 의해 가동성을 가지고 있다. 또한 유문륜을 넘을 때의 내시경 삽입 각도에 약간 차이가 있고 상부하행각은 몇 가지 다른 유형이 있을 수 있다.

십이지장 상부하행각의 다른 유형과 삽입법

십이지장 상부하행각의 변이형[1)]으로는 SDA의 원호가 ① 오른쪽 또는 약간 위쪽 방향으로 볼록하게 관찰되고 SDA의 반대쪽에도 윤상주름(kerckring)을 볼 수 있는 경우(그림 18-1), ② 오른쪽 또는 약간 아래쪽 방향으로 볼록하게 관찰되고 굴곡이 강하기 때문에 SDA 반대쪽의 윤상주름을 거의 볼 수 없는 경우(그림 18-2), ③ SDA이 불분명하고 구부에서 제2부의 근위부를 바라볼 수 있는 경우(그림 18-3)로 크게 세 가지로 구별된다.

* 福島県立医科大学医学部内科学第二講座 1) 講師, 2) 助教授

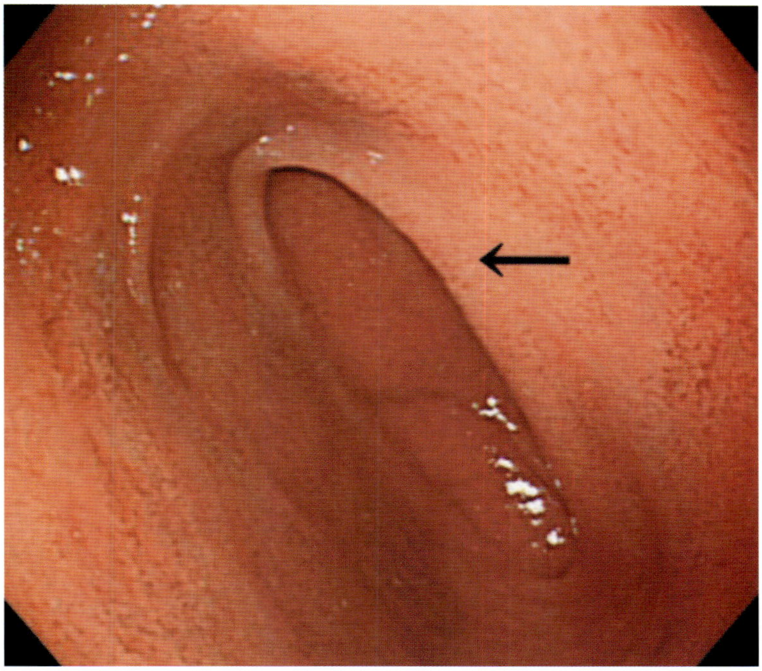

그림 18-1 십이지장의 상부하행각(superior descending angle, SDA)

SDA(화살표)가 보이고 그 반대쪽에는 윤상주름(kerckring)도 관찰된다.

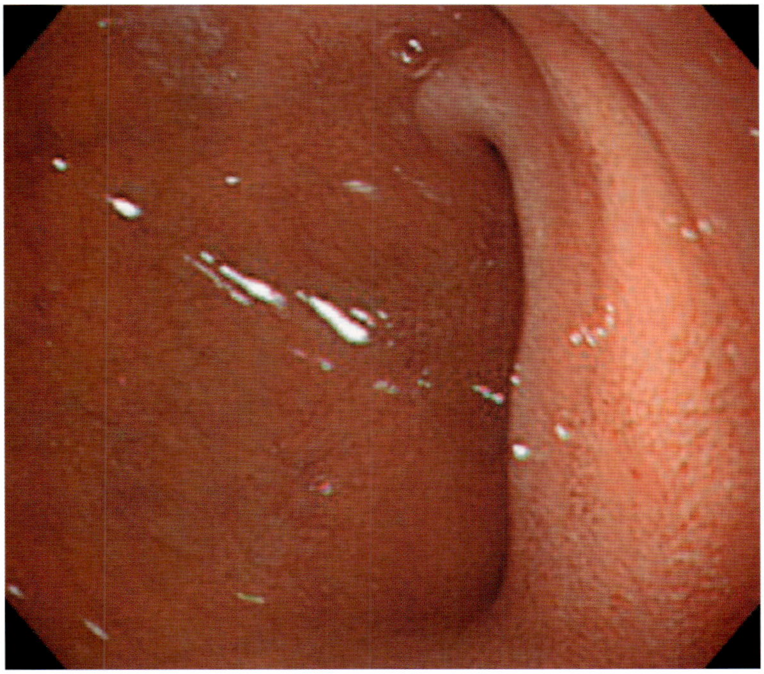

그림 18-2 상부하행각의 다른 유형(1)

하행각으로 굴곡이 강하고 하행각 반대쪽의 윤상주름은 보이지 않는다.

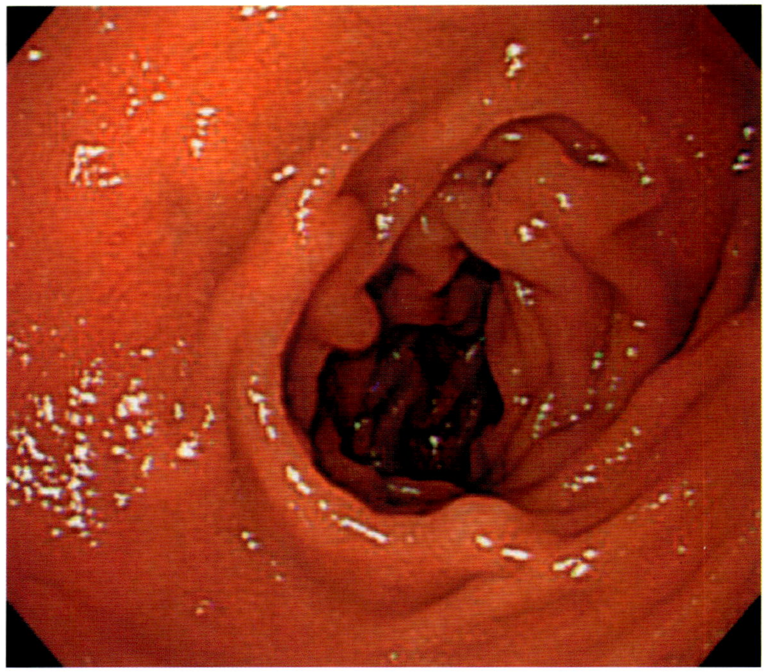

그림 18-3 상부하행각의 다른 유형(2)

하행각 상부가 분명하지 않다.

①의 경우에는 내시경 첨단을 SDA 반대쪽 주름 바로 앞까지 삽입하여 우측 방향으로의 축회전을 더하면서 천천히 up 앵글을 걸어 진행시킨다. 이때에 가능한 한 블라인드 조작이 되지 않도록 SDA 반대쪽의 주름을 하나하나 확인하면서(내시경 진행 방향에 대해서 주름이 수직 방향으로 보이도록) up 앵글을 걸면서 하행각으로 삽입한다.

②의 경우에는 내시경 첨단을 SDA을 넘은 근처까지 삽입하여 down 앵글을 걸면서 첨단을 SDA에 걸치듯이 하여 SDA을 넘어 우측 방향으로 축회전시키면서 up 앵글을 걸어 내시경을 하행각으로 눌러 가면서 삽입한다. 가능하면 ①의 경우와 같이 주름을 보면서 삽입하고 싶지만 굴곡의 정도에 의해 곤란한 경우도 많아 이때에는 SDA을 넘을 때에 한순간 블라인드가 된다.

③의 경우에는 동심원 모양으로 보이는 주름을 관찰하면서 우측 방향으로의 축회전과 up 앵글 조작을 더해 직시하로 제2부까지 삽입한다.

어느 경우에도 push 상태로 내시경이 제2부에 삽입되면 그 상태로 오른쪽 축회전을 더하면서 내시경을 당기면 첨단은 더욱 안쪽으로 들어가(위가 스트레치 된 상태) 제2부 전역을 관찰할 수 있다.

제2부로의 삽입에서 유의할 것은 게실의 존재이다. 십이지장 게실은 제2부에 많아 블라인드에서의 강인한 삽입에 의해 게실 천공 등의 합병증을 유발할 수 있다.

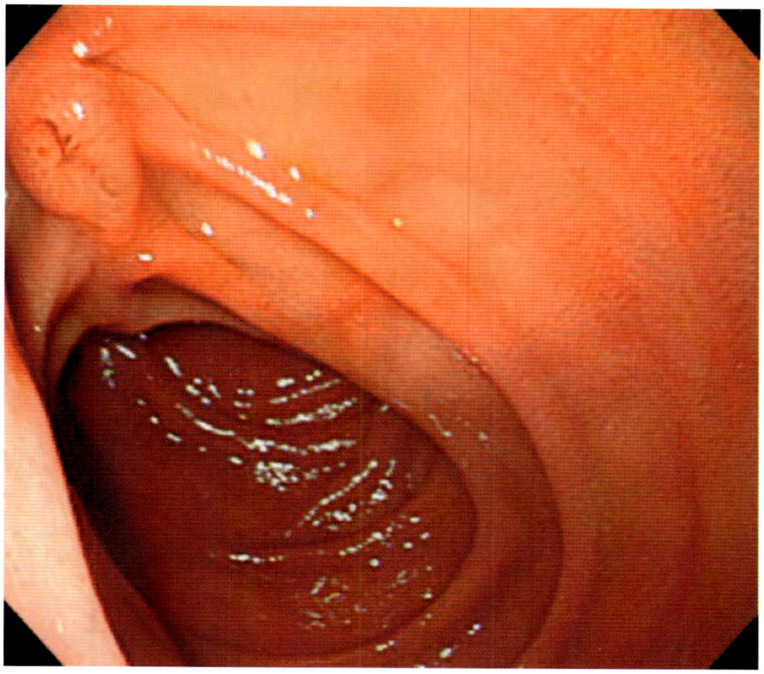

그림 18-4 바터 팽대부(Ampulla of Vater) 관찰

정상 바터 팽대부. 직시경으로도 충분한 유두부 관찰이 가능한 증례도 많다. 필요에 따라서 생검도 가능하다.

관찰의 실제

충분히 송기하여 십이지장벽의 신장성을 확인하면서 점막 병변이나 바터 팽대부를 관찰한다. 팽대부는 비스듬한 방향에서의 관찰이 되어 버리기 때문에 상세하게 관찰할 수 없는 경우도 있지만 최근에는 팽대부 종양(주로 선종)에 대한 내시경적 절제도 시행 가능하므로 이것을 염두에 두고 유두부 관찰(그림 18-4)을 해야 한다. 또한 주췌관형 IPMN에 특징적인 크게 열리는 팽대 개구부도 볼 수 있는 경우도 있다. 직시경에 의해 팽대부를 보기 어렵기 때문에 「보지 않는다」가 아니고 「가능한 한 보도록 노력한다」는 것이 중요하다. 실제로 제2부에서 내시경을 빼내면 SDA 부근에서 갑자기 위내로 빠져 버리는 경우가 있는데, 빼낼 때도 적당한 축회전과 앵글 조작을 실시하면서 가능한 한 관찰하는 것이 중요하다.

참고문헌

1）竹本忠良，長廻　紘編：消化器内視鏡診断テキスト①，文光堂，東京（1989）p178-183

III
하부 내시경

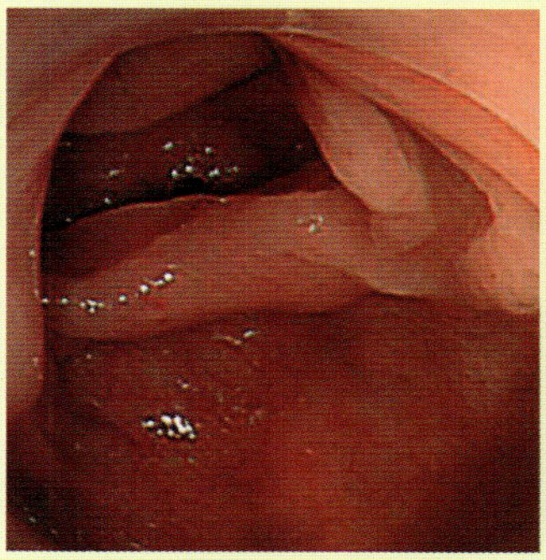
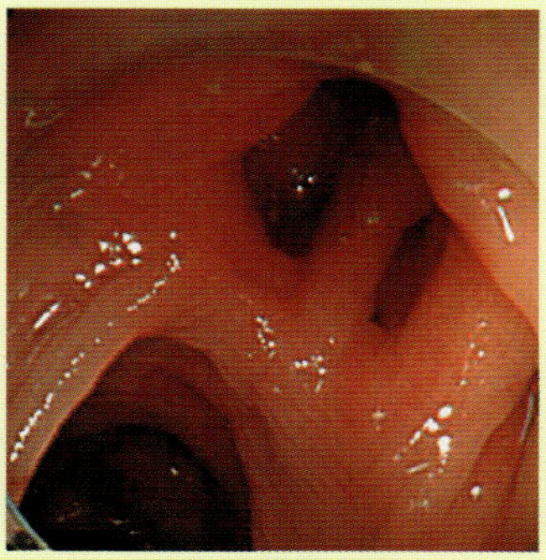
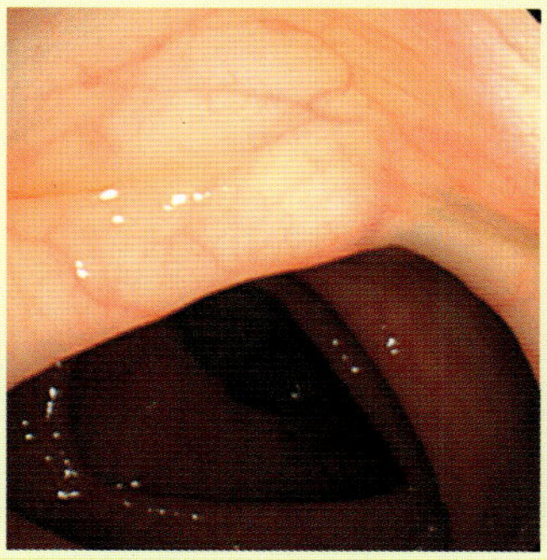
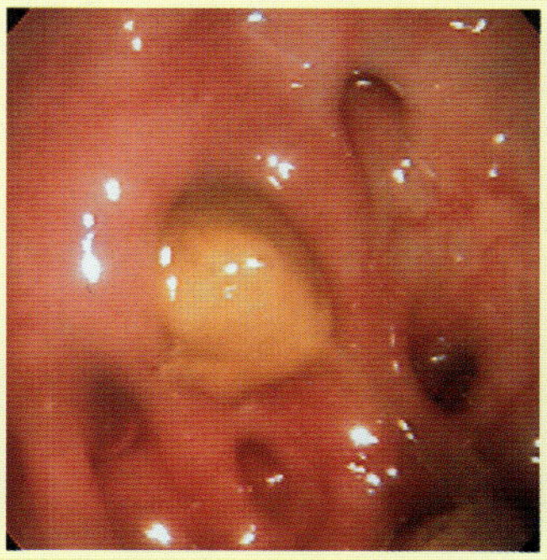
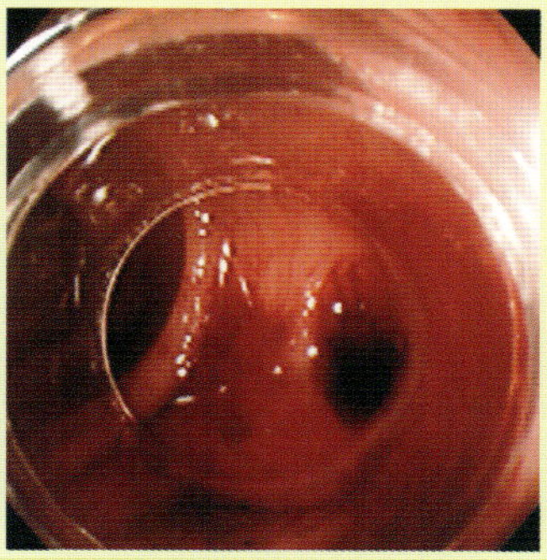

19 공기량의 조절

山本修司* · 河南智晴*[1]

기본 기법

공기량의 조절은 앵글, 토크(torque) 조작과 함께 적절한 대장 내시경의 삽입에 꼭 필요한 술기이다.

송기량이 많아지면 강한 굴곡을 형성하고 많은 양의 공기가 모인 장관은 부풀어 오른 풍선이 작게 접을 수 없는 것과 같이 단축이 곤란해지기 때문에 삽입이 곤란해져 환자의 부담이 커진다. 때문에 가능한 적은 양의 공기로 조절하는 것이 중요하다.

구체적으로는 내시경의 조작부에 있는 흡인 버튼과 송기 · 송수 버튼을 사용하여 공기량을 조절한다. 내시경의 흡인 버튼을 눌러 장관 내의 공기를 흡인하면 장관벽은 내시경 쪽으로 당겨져 굴곡도 작아지고 장관의 단축 · 직선화시킬 수 있는(그림 19-1 상대적 삽입) 것에 반해 송기 버튼을 눌러 장관 내의 공기량을 많게 하면 장관은 공기로 인해 신장하기 때문에 내시경으로부터 장관벽이 떨어지게 된다(상대적 후퇴). 때문에 삽입 시에는 가능한 한 흡인을 이용하여 장관을 단축 · 직선화해 내시경의 삽입을 용이하게 할 필요가 있다. 그러나 단지 흡인을 한다고 해서 좋다는 것은 아니다. 공기량이 너무 적으면 장관 내강이 좁아져 시야를 확보하지 못해 진행되어야 할 방향을 알 수 없게 된다. 또한 적절하지 못한 흡인으로 점막이 흡인구로 빨려 들어와 버리면 삽입의 방해가 될 뿐만 아니라 점막이 발적하여 관찰 시에 함요성 병변의 진단이 적절하게 실시하기 어려워진다. 때문에 내시경의 삽입 기술의 습득에는 능숙한 흡인 · 송기 버튼의 조작에 의한 적절한 공기량의 조절을 체득하는 것이 중요하다.

기법의 요령

흡인 버튼의 조작은 힘껏 밀어 넣으면 단번에 공기가 흡인되어 점막을 빨아들이기 쉽기 때문에 천천히 밀어 서서히 흡인한다. 그리고 흡인에 맞추어 상하 좌우의 앵글 조작과 내시경의 축을 회전시키는 토크 운동이나 내시경을 밀거나 당기는 등의 협조 동작을 순조롭게 실시하여

* 神戸市立中央市民病院消化器病センター内科 1) 医長

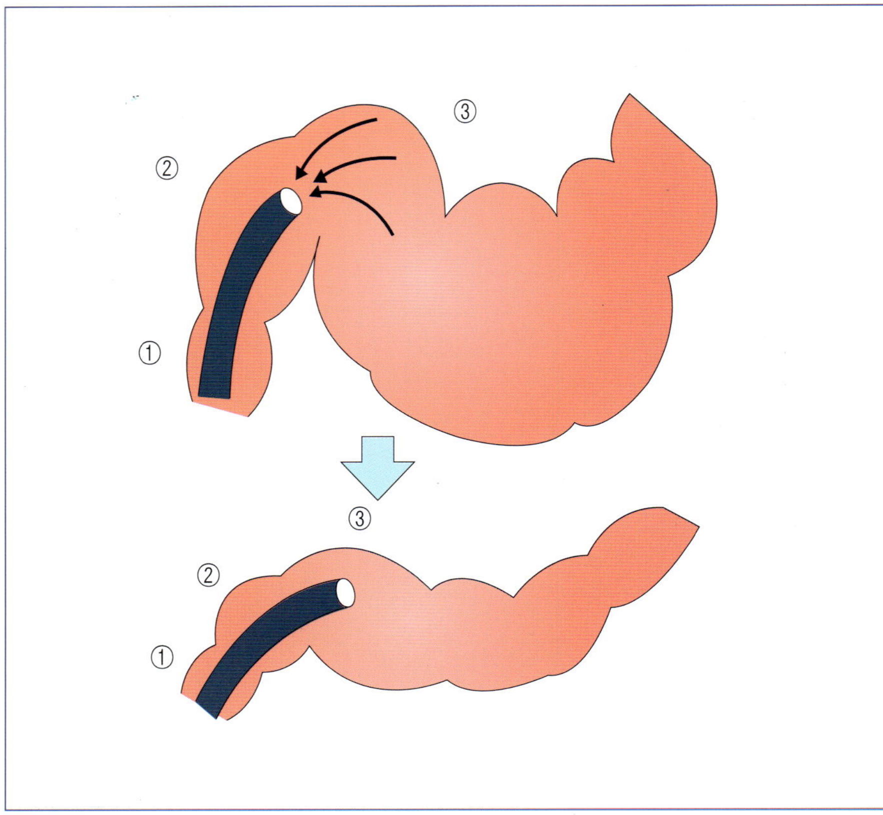

그림 19-1 상대적 삽입

장관 내의 공기를 흡입하면 내시경 쪽으로 장관벽(③의 주름)이 당겨지게 된다. 그와 동시에 장관의 굴곡도 작아져 삽입이 용이해진다.

흡인에 의해 단축 · 직선화한 장관의 주름을 밀어 헤치듯이 하면서 삽입해간다. 그러기 위해서는 왼손만으로 흡인, 송기, 앵글 조작을 하고 또한 거기에 맞추어 오른손으로 토크(torque), 내시경을 밀거나 당길 수 있도록 훈련을 할 필요가 있다.

또한 점막을 흡인하지 않게 하려면 대장 내시경 첨단부의 구조를 이해하는 것이 중요하다. 흡인구의 위치는 내시경의 기종에 따라 달라 흡인구의 위치를 잘 이해하고 내시경의 진행 방향에 위치하게 해서 흡인함으로써 점막을 빨아들이는 일 없이 공기만을 흡인할 수가 있다(그림 19-2).

그리고 체위 변환에 의한 장관 내의 공기의 이동이 유효한 경우도 있다. 예를 들면 비만곡부에서 체위 변환을 실시하여 우측와위로 하면 장관 내의 공기가 이동하여 삽입해 가는 근위부 장관의 관강이 줄어들어 삽입이 원활해진다.

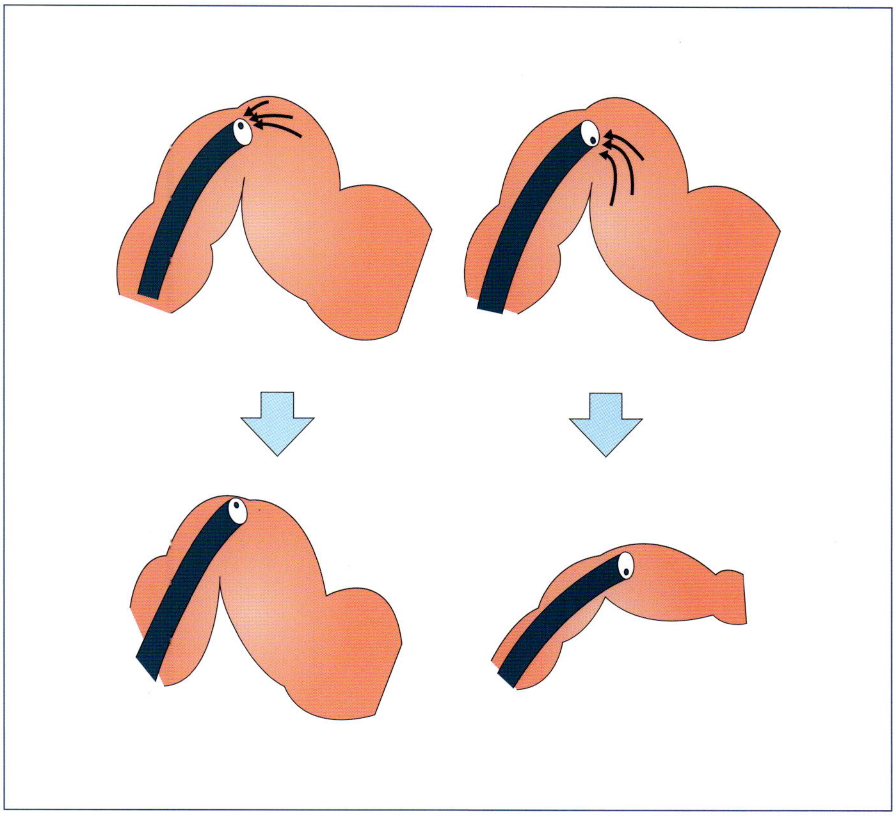

그림 19-2 흡인구의 위치에 의한 흡인의 차이

같은 위치에 내시경이 있어도 흡인구의 위치에 따라 흡인의 효과는 크게 차이가 있다. 보통은 진행 방향(공기가 차 있는 방향)으로 흡인구를 돌리면 효과적인 흡인이 가능해진다.

트러블 회피법

지나친 송기가 되지 않도록 세심한 주의가 필요하다. 때문에 먼저 내시경 검사를 시작하기 전에 광원 장치의 송기량 조절 스위치를 3단계의 기종에서는「중」, 2단계의 기종에서는「약」으로 맞춰 지나친 송기를 막는다.

초심자가 삽입에 시간을 끌면 지나친 송기가 되어 숙련자와 교대하더라도 이후의 삽입이 매우 곤란해질 수 있으므로 주의하여야 한다. 송기량이 지나치면 삽입이 어려울 뿐 아니라 환자도 통증을 호소하여 고통이 심한 검사가 된다. 공기량이 많아졌을 경우에는 슬라이딩 튜브를 삽입하여 공기를 제거할 수 있다. 내시경 회수 시에는 충분히 공기를 흡입하면서 종료한다. 공기를 충분히 제거하지 않으면 대장 내시경 검사 후에 복통이 심해 장천공과의 감별이 어려울 수 있다. 이 경우 단순 X선 사진이나 CT가 필요하게 되는데 공기를 충분히 빼지 않고 검사를 종료했을 경우 단순 X선 사진으로 비만곡부에 모인 공기를 free air와 오인하는 경우가 있어 주의를 요하다. 일반적으로 내시경 검사 후의 천공에서는 우측 횡격막 아래에도 다량의 free air가 보이는 점이 감별의 중요한 포인트가 된다. 천공이 의심될 경우 복부 CT검사가 도움이 되기도 한다.

One Point Advice

공기량의 조절은 삽입 시에만 필요한 기법은 아니다. 관찰이나 처치를 실시할 때에도 적절한 공기량을 유지함으로써 정확하고 조속한 관찰 · 처치가 가능해진다. 관찰 시에는 공기량을 너무 많게 하면 굴곡이 강해져 주름의 뒤쪽을 관찰하기 어려워지고 반대로 공기량을 너무 적게 하면 관강이 줄어들어 충분한 시야를 확보할 수 없다. 또한 암의 심달도 평가를 하기 위해서는 공기량을 증감시켜 장벽의 변형을 볼 필요가 있다.

점막 절제술을 실시하는 경우 흡인에 의해 공기량을 줄임으로써 점막의 긴장(tension)이 줄어들어 올가미(snare)에 걸기 쉬워 진다.

20 경도 가변 내시경과 P 내시경

鈴木孝良[*1]・松嶋成志[*1]・常磐香代子[*]・金井 崇[*]
伊東明美[*]・白井孝之[*2]・峯 徹哉[*3]

경도 가변 내시경과 P 내시경의 이용 방법과 시기

내시경 기기의 개발은 놀라워 샤프트(shaft)의 딱딱함을 내시경 시행 시에 변경 가능한 경도 가변식 대장 내시경이나 가늘고 부드러운 PCF(procto colon fiberscope) 타입의 대장 내시경, 또한 PCF 타입의 경도 가변식도 임상에서 사용 가능하다. 샤프트가 부드러운 내시경은 루프를 형성하거나 심한 굴곡부를 통과할 때에 적절하다. 즉 샤프트가 부드럽기 때문에 push 조작에 의한 삽입으로도 피검사자에게 주는 고통을 줄일 수 있어 비교적 안전하고, 내강을 확인하면서 심부 삽입이 가능하다. 한편 샤프트가 딱딱한 내시경은 비트는 성질이 있어 장관의 단축화(hooking the fold)나 우회전 단축 기법(right turn shortening)을 사용한 장관 단축 조작에 의한 삽입에 적절하다. 경도 가변 내시경으로 샤프트의 부드러운 상태로 시작하여 내시경 경도를 올리는 시기는 SD junction을 넘어 내시경을 직선화한 후나 비만곡부에서 심부 삽입할 때에 S자결장이 휘어 다시 루프를 형성하는 경우 등 루프를 해제한 후에 사용하는 것이 원칙이다. 검사를 시작할 때의 경도는 시행 의사의 숙련도나 기호에 따라 차이가 있지만 필자는 보통 경도 1~1.5로 시작하고 가능한 한 push를 피해 장관을 단축하면서 심부 삽입을 시도하는데, 루프를 형성하지 않으면 삽입할 수 없을 때에는 일단 경도를 0으로 낮추고 손으로 복부를 누르면서 push로 SD junction 또는 비만곡부를 넘어 내시경을 직선화한 후에 다시 경도를 올려 심부 삽입을 시도하고 있다.

저자들의 성적

[대상] 저자들의 내시경 센터에서 2001년 8월~2003년 8월까지 숙련된 내시경 의사 5명이 시행한 433예를 대상으로 하였다. 제외 규정: ① 기존의 대장 협착 병변이 있는 환자 ② 복부 수술을 한 경험이 있는 환자 ③ 맹장까지 삽입할 수 없었던 환자 ④ 대장 정결이 불량한 환자.

[방법] ① 사용기기: CF-240 AI(경도 가변), 240 I ② 시행 의사: 경험 연수 5년 이상의 숙련

* 東海大学医学部消化器内科 1) 講師, 2) 助教授, 3) 教授

자(평균 12.2년) ③ BMI(body mass index)의 평가: 환자 비만도는 BMI를 사용해 BMI ≦ 20: 저체중, 20 < BMI ≦ 24: 표준, 24 < BMI ≦ 28: 과체중, BMI > 28: 비만으로 했다. ④ 검토 항목: 성별, 연령, BMI와 맹장까지의 삽입 시간.

[결과와 결론] 경도 가변식 내시경의 사용은 피검사자가 ① 여성(표 1) ② 저체중이나 과체중(표 20-2) ③ 고령이나 40세 미만(표 20-3)의 경우에 보다 유용하였다.

표 20-1 Effect of gender and type of scopes on insertion time

	men	women
240 I(sec)	733.5 ± 364.8 (n = 114)	1183.2 ± 668.2 (n = 36)
240 AI(sec)	661.0 ± 299.9 (n = 139)	781.7 ± 378.4 (n = 45)*

Data were represented by mean ± SD.
* p=0.002 for difference in insertion time between 240 I and 240 AI scope in women.

표 20-2 Effect of BMI and type of scopes on insertion time

	≦ 20	20 < BMI ≦ 24	24 < BMI ≦ 28	28 <
240 I(sec)	1299.8 ± 637.2	736.5 ± 437.0	716.4 ± 268.8	855.7 ± 464.2
240 AI(sec)	804.0 ± 351.1*	682.8 ± 300.3	585.1 ± 267.9**	817.5 ± 461.5

Data were represented by mean ± SD.
* p=0.0006 for difference in insertion time between 240 I and 240 AI scope in BMI ≦ 20
** p=0.02 for difference in insertion time between 240 I and 240 AI scope in 24 < BMI ≦ 28

표 20-3 Effect of age and type of scopes on insertion time

	< 40	40 ≦ age < 60	60 ≦ (year)
240 I(sec)	923.5 ± 557.1	755.9 ± 449.6	913.2 ± 507.2
240 AI(sec)	656.3 ± 324.8*	667.5 ± 328.9	729.7 ± 318.8**

Data were represented by mean ± SD.
* p=0.046 for difference in insertion time between 240 I and 240 AI scope in age under 40.
** p=0.02 for difference in insertion time between 240 I and 240 AI scope in age over 60.

경도 가변 내시경 사용 시의 포인트

내시경 경도를 올릴 때에는 직선화가 되어 있는 것을 확인한다. 직선화의 확인은 비만곡부까지의 삽입 길이가 약 40 cm인지, 내시경을 앞뒤로 움직였을 때 모니터 화면에서 내시경이 용이하게 앞뒤로 움직이는지 등으로 확인한다.

비만곡부를 지나 심부 삽입에 있어서 내시경 첨단의 움직임이 좋지 않거나 저항이 있거나 피검사자가 통증을 호소할 경우에는 내시경 경도를 0으로 내려 직선화를 확인할 수 있는 곳까지 내시경을 빼고 나서 재삽입을 시도할 필요가 있다. 맹장까지 삽입 후 내시경을 회수할 때는 경도를 0으로 하여 관강 전체를 확인하면서 천천히 신중하게 회수한다. 경도를 올린 상태에서 내시경의 섬세한 조작은 곤란하여 병변을 간과할 수 있으므로 주의가 필요하다.

21 항문에서 직장으로의 진행 방법

別府加壽子* · 寺井 毅** · 佐藤信紘***

기본 기법

피검사자를 좌측와위 상태로 하여 항문을 확인하고 집게손가락에 충분히 젤리를 발라 항문을 촉진한다. 그 다음 왼손으로 항문부를 벌리고 오른손으로 내시경의 각도에서 비스듬하게 삽입해 나간다(그림 21-1). 직장에 삽입하면 가볍게 송기를 실시하고 장관에 대해서 내시경이 확실히 저항이 없는 위치에 있다는 것을 확인의 뒤 가볍게 up 앵글을 건다. 휴스턴판을 확인하면서 삽입해 가면 상부 직장(Ra)의 굴곡부가 많은 증례로 8시 방향으로 보인다(그림 21-2). 내시경을 왼쪽으로 선회하여 관강을 12시 방향으로 해서 한층 더 up 앵글을 걸어 직장 S자결장

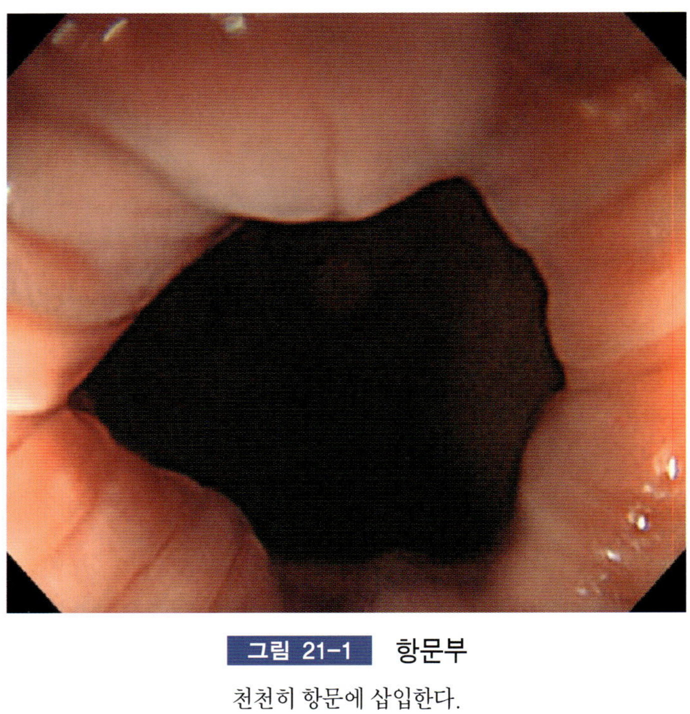

그림 21-1 항문부

천천히 항문에 삽입한다.

* 順天堂大学医学部消化器内科
** 寺井クリニック院長
*** 大阪警察病院院長／順天堂大学医学部名誉教授

이행부(RS)에 삽입한다(그림 21-3). RS에 삽입 후 앵글을 되돌려 공기를 가볍게 흡인해서 신속하게 오른쪽으로 선회하여 다시 up 앵글을 걸어 S자결장으로 들어온다(그림 21-4).

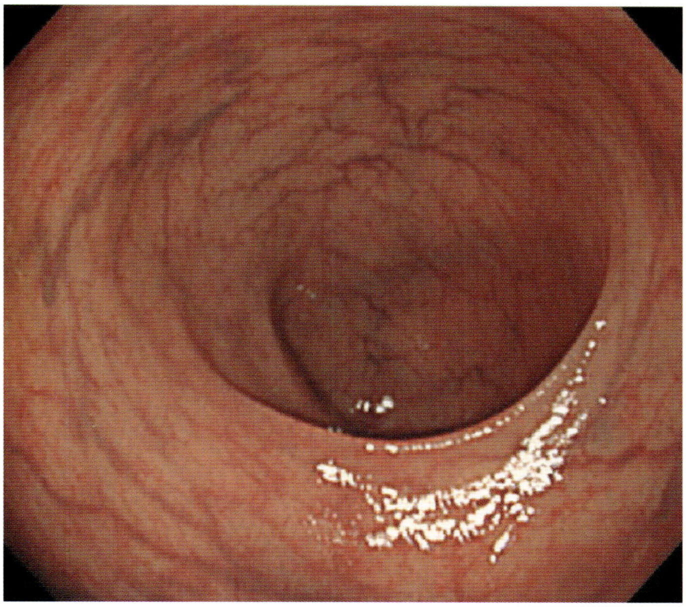

그림 21-2 직장의 휴스턴판

하부 직장(Rb)에 삽입 후 가볍게 up 앵글을 걸면 상부 직장(Ra) 굴곡부는 8시 방향으로 보인다.

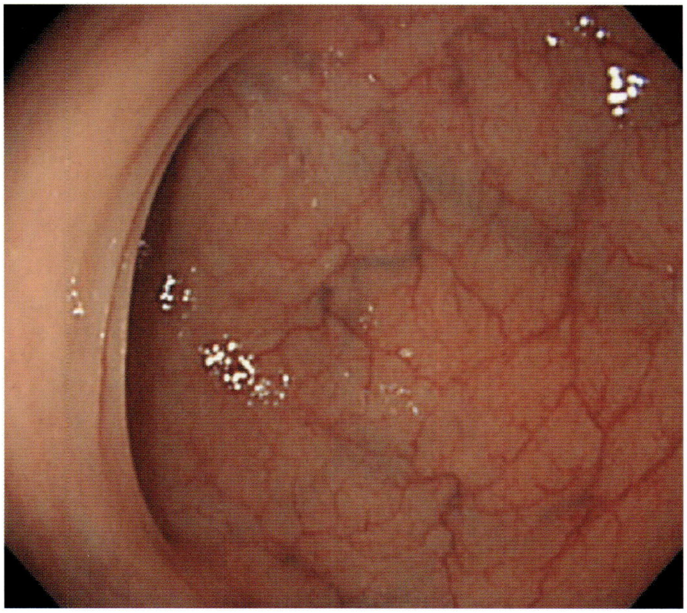

그림 21-3 상부 직장

왼쪽으로 선회하여 관강을 9시부터 12시 방향으로 한다.

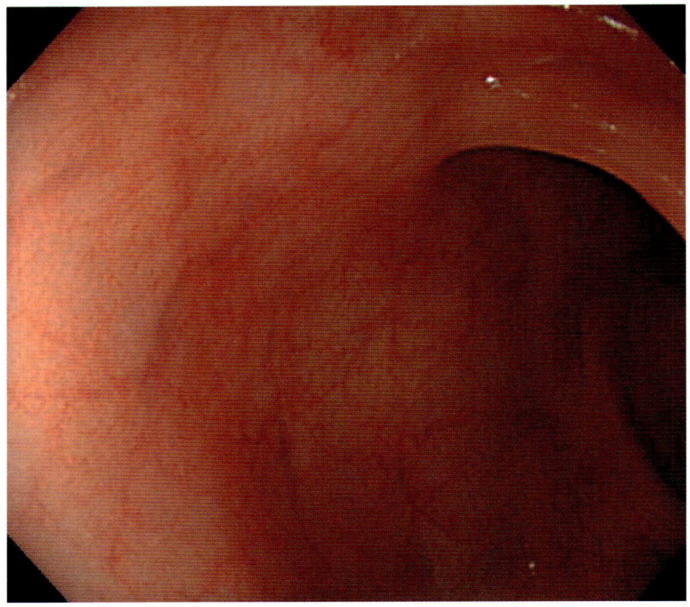

그림 21-4 RS부

Ra 삽입 후 공기를 충분히 흡인하여 오른쪽으로 선회한다.

기법의 요령

항문의 촉진 시에는 젤리를 사용하여 피검사자가 통증을 느끼지 않도록 너무 깊게 삽입하지 말고, 점막에 상처가 나지 않도록 실시한다. 또한 피검사자에게는 검사 의사가 보이지 않아 불안해 할 수 있으므로 말을 걸면서 실시한다. 항문관과 직장은 90°의 각도를 형성하고 있기 때문에 직선적으로 내시경을 삽입하면 피검사자의 통증이 심해진다. 내시경 첨단의 각도에서 서서히 항문을 향하여 삽입하면 좋다. 그 다음에는 항문관을 잘 관찰하면서 직장에 도달한다. 또한 상부 직장의 굴곡부에서 내시경을 왼쪽으로 선회할 때는 가능한 한 내시경을 누르지 않도록 신경을 쓰고 RS에 삽입한 후에는 관강 방향이 우측으로 이동할 때까지 더욱 더 왼쪽으로 선회하고 나서 진행시킨다.

트러블 회피법

항문 괄약근이 긴장되어 삽입 시 통증이 강한 경우는 피검사자에게 숨을 내쉬게 하여 긴장을 풀게 하고 공기를 넣으면서 서서히 삽입하면 좋다. 또한 유착 등의 이유로 상부 직장에서 RS의 통과가 곤란한 경우나 굴곡이 심해 시야를 확보하기 어려울 때는 앙와위로 하면 장관의 주행과 공기가 차있는 위치가 변화하여 삽입이 용이해진다. 다만 앙와위로 함으로써 직장으로부터 S자결장으로 공기가 쉽게 이동하기 때문에 체위 변환 전에는 직장의 공기를 확실히 빼 두는 것이 중요하다.

One Point Advice

항문에서 직장으로의 내시경 조작의 비결은 초조해 하지 않고 천천히 앵글 조작을 하는 것과 과도한 송기를 실시하지 않고 여분의 공기를 흡인하여 장관벽의 과신장을 피하는데 있다. 또한 삽입 중에는 장관에 대해서 내시경이 확실히 저항이 없는 위치로 되어 있다는 것을 항상 확인하여 free한 감각을 익히는 것이 중요하다.

22 S자결장을 순조롭게 넘기 위한 방법

林 芳和* · 山本博德*1

기본 기법

하부 내시경 초심자가 조기에 극복해야 하는 어려움의 하나가 S자결장 · SD 굴곡부를 얼마나 순조롭게 넘어 하행결장에 도달할 수 있는지이다. 보통 S자결장은 양끝인 직장과 SD 굴곡부의 두 점에만 고정된 매우 가동성이 있는 장관으로, 이러한 가동성이 있는 장관을 내시경 아래로 조절하여 단축 · 직선화하는 것이 하부 내시경 전반에서 가장 중요한 기본 기법이다. S자결장을 순조롭게 넘기 위해서 구체적으로 중요한 것은 장관을 가능한 한 신장시키지 않고 단축화하여 SD 굴곡부를 둔각으로 유지하면서 삽입하는 것이다. 이러한 삽입은 환자에게 고통을 거의 주지 않는다.

기법의 요령

가동성이 높은 S자결장에서는 다수 존재하는 굴곡을 내시경 조작으로 둔각으로 만드는 것이 중요하다. 이때의 요령은 내시경에 가벼운 up 앵글을 걸어 굴곡이 있는 방향으로 약간 비틀면서 당겨 단축 · 직선화를 반복하는 것이다(그림 22-1). S자결장에서는 이와 같은 단축 · 직선화가 순조롭게 이루어지면 장관 내강이 내시경 화면 우측으로 돌아오는 경우가 많다. 이렇게 하여 항문으로부터 SD 굴곡부로 똑바로 내시경을 삽입시키는 것이 최상이다. SD 굴곡부에 똑바로 접근할 수 없을 경우에 앵글을 건채로 push하면 내시경 첨단이 지팡이(stick) 모양이 되어 S자결장이 과신장되고 SD 굴곡부가 예각(鋭角)으로 바뀐다(그림 22-2). 이러한 경우에는 일단 직장 부근까지 돌아와 지나치게 오른쪽으로 비틀지 말고 α-루프를 그려 SD 굴곡부를 둔각으로 만들어 삽입하는 것이 좋다.

* 自治医科大学医学部内科学講座消化器内科学部門 1) 助教授

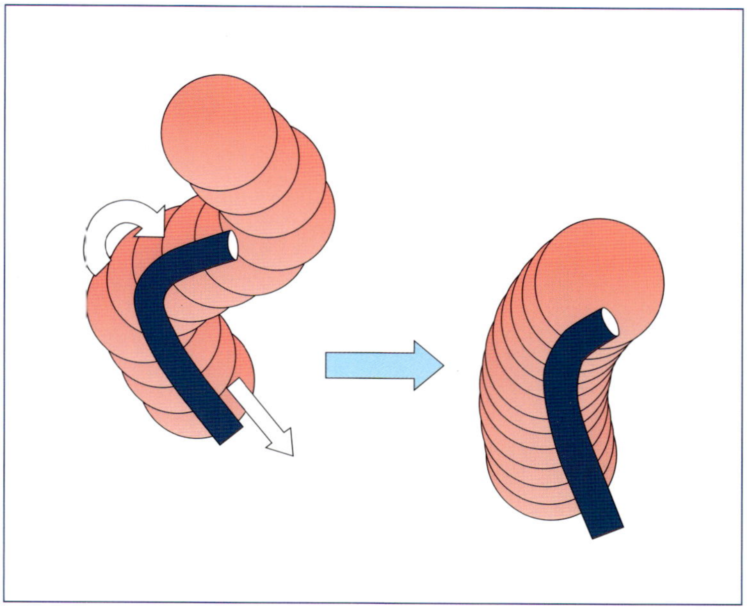

그림 22-1 굴곡의 단축 · 직선화의 모식도

S자결장의 굴곡 각각을 단축 · 직선화하면서 삽입해 나간다.

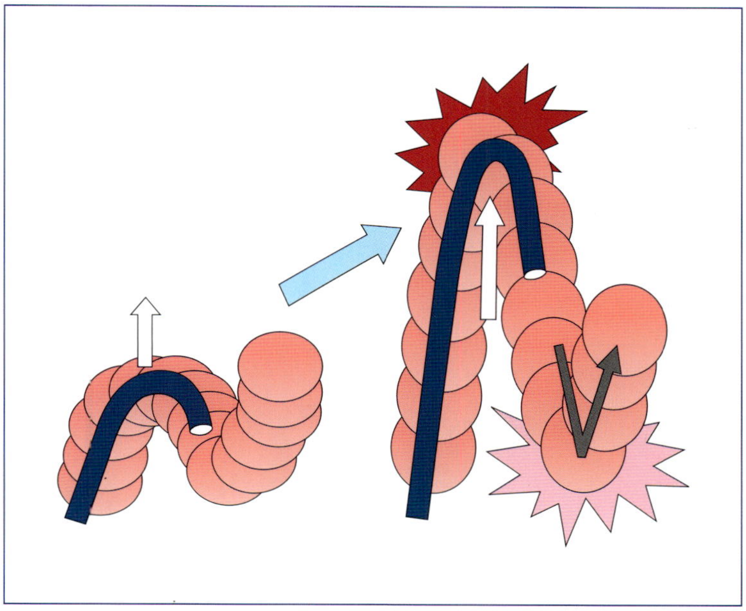

그림 22-2 지팡이(stick) 모양에서의 push 모식도

지팡이(stick) 모양인채로 push해도 S자결장을 과신장하여 SD 굴곡부도 예각화한다.

트러블 회피법

S자결장을 약간 신장시키면서 SD 굴곡부를 통과했을 경우 내시경이 N자형으로 삽입되는

경우가 있다. 이러한 경우에는 내시경 화면에서 내시경이 빠지지 않았다는 것을 확인하면서 약간 오른쪽으로 비틀면서 내시경을 빼내면 SD 굴곡부는 점차 둔각이 된다(그림 22-3). 최종적으로 내시경 화면 상에서는 내시경이 전진하여 내시경 자체는 직선화된다. α-루프로 SD 굴곡부를 넘었을 경우에는 내시경 첨단이 비만곡부 부근까지 도달하고 나서 오른쪽으로 비틀면서 내시경을 빼내 직선화하는 것이 더 잘 된다(그림 22-4). 이와 같이 S자결장을 잘 직선화해

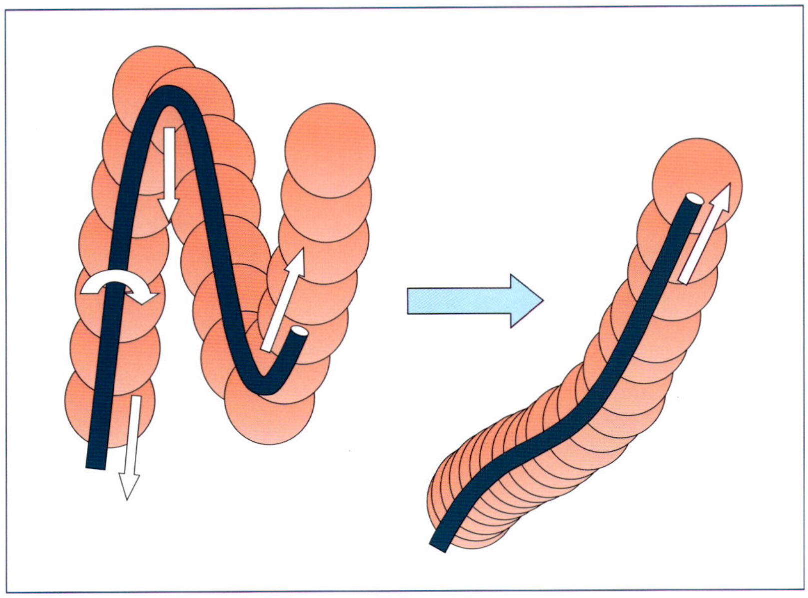

그림 22-3 N자형 루프 해제의 모식도

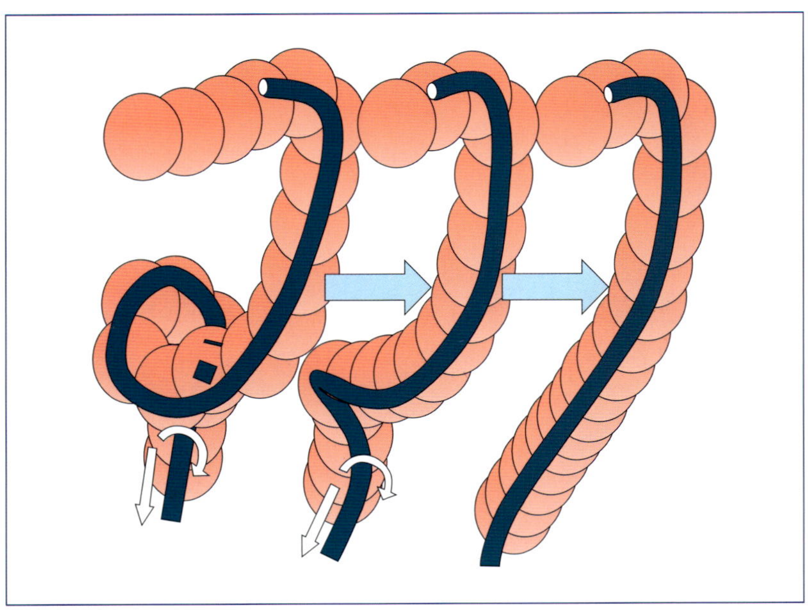

그림 22-4 α-루프 해제의 모식도

삽입할 수 없으면 다양한 루프가 형성된다. 그러나 그 전에 순조로운 내시경 삽입 · 내시경 관찰, 환자의 고통 경감을 위해서는 횡행결장으로 가기 전에 루프를 해제해 두어야 한다.

S자결장이 과신장하기 쉽고 SD 굴곡부를 통과하기 어려운 경우에는 S자결장이 늘어나기 전에 보조자에게 배꼽 아래 복부를 치골 방향으로 가볍게 누르게 하여 S자결장의 과신장 예방과 내시경 첨단의 안정화를 도모하면 좋다.

One Point Advice

S자결장을 삽입해 나갈 때 초심자는 시야를 확보하기 위해서 송기를 과도하게 주입하게 된다. 내시경의 시야에는 보이지 않을 정도의 짧은 후드를 이용하면 약간의 공기주입으로도 내시경 시야 확보에 유용하게 쓸 수 있다.

개복 수술 후의 환자나 복막염이 있었던 환자에서 복강 내에 심한 유착이 동반되어 아무리 해도 대장 내시경을 맹장까지 삽입할 수 없는 경우가 있다. 저자들의 시설에서는 이러한 경우 더블 벌룬(double balloon) 내시경(그림 22-5)을 이용하여 전대장 내시경 검사를 하고 있다.

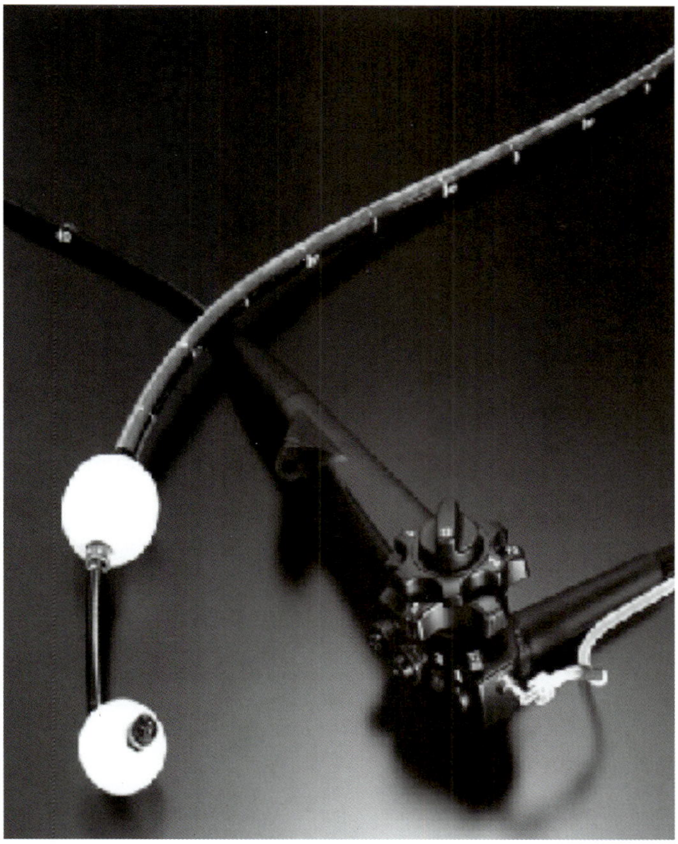

그림 22-5 더블 벌룬(double balloon) 내시경(Fujinon Toshiba제)

더블 벌룬 내시경으로는 직선화할 수 없는 심한 유착에 의한 굴곡이 존재하더라도 삽입에 큰 어려움이 없어 저자들의 경험으로는 2002년 9월부터 2004년 11월까지의 31예의 삽입 곤란 증례에 대해서 100%의 전대장 삽입률을 달성하고 있다(그림 22-6).

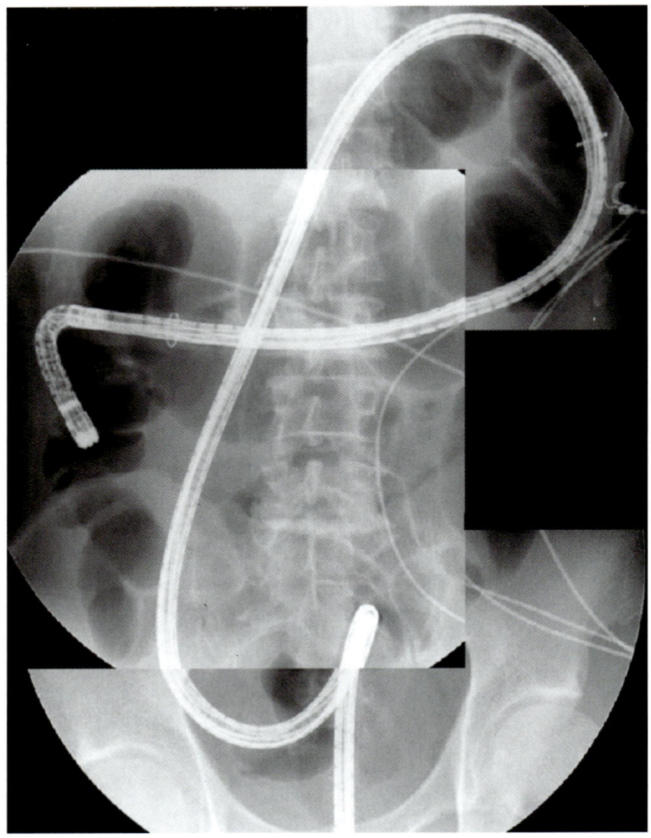

그림 22-6 수술 후 심한 유착이 있는 증례

더블 벌룬 내시경에 의해 처음으로 전대장을 내시경 관찰할 수 있었다. 유착 때문에 대장의 직선화는 불가능했다.

23 S자결장을 넘을 수 없을 경우

三上達也* · 福田眞作*1 · 棟方昭博*2

기본 기법

S자결장을 넘을 수 없을 때에는 몇 가지의 요인이 있다. 피검사자 측의 요인으로서는 복부 수술 후 유착이 생긴 경우, 다발성 게실, S자결장이 길게 늘어진 경우 외에 변비, 비만 및 지나치게 마른 여성 등도 삽입에 어려움을 겪는 요인이 될 수 있다. 시술자 측의 요인으로서는 기법의 미숙, 경험 부족이 있다(표 23-1). 어느 정도의 삽입 기술과 경험을 가진 시술자가 보통 삽입법으로 S자결장을 넘을 수 없는 경우에는 체위 변환, 복부의 압박 또는 내시경을 바꿔보는 것이 도움이 된다.

표 23-1 대장 내시경 삽입 곤란 예의 예측

피검사자 측의 요인	시술자 측의 요인
유착(수술 후, 염증 후) S자결장 과신장 종양에 의한 압박 변비 비만 마른 여성	기법의 미숙

기법의 요령

S자결장을 넘을 수 없을 때에는 투시 또는 대장 내시경 삽입 위치 관측 장치로 내시경의 위치를 파악하여 왜 내시경이 진행되지 않는 것인지를 생각한 다음 대처법을 생각하면 좋다.

* 弘前大学医学部第一内科 1) 助教授, 2) 教授

내시경이 휘어 앞으로 진행되지 않는 경우는 적당히 압박을 가한다. 직장부터 S자결장에 다량으로 가스가 차 있는 것이 원인이라면 넬라톤 튜브(nelaton tube) 등을 직장에 삽입해 공기를 빼주면 좋다(그림 23-1a, b).

내시경을 진행시켜야 할 근위부 관강을 확인할 수 없는 경우는 체위를 변환하면 관강이 보일 수도 있다.

손으로 복부 압박하기, 체위 변환에 관해서는 상세한 다른 항목(p.97, p.126)을 참조하기 바란다.

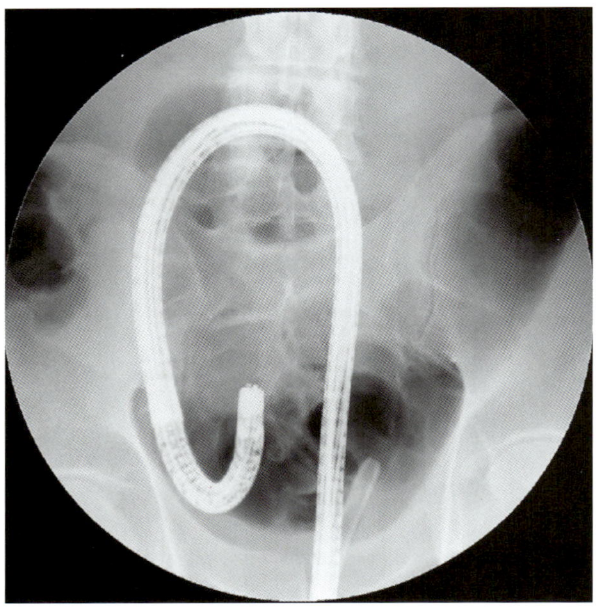

그림 23-1a 과도하게 공기를 주입하여 삽입이 곤란한 예

직장~S자결장에 가스가 차서 심부 삽입이 곤란

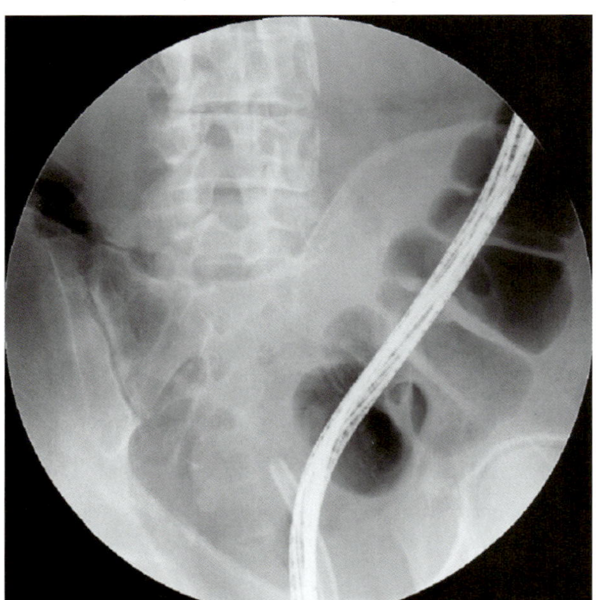

그림 23-1b 과도하게 공기를 주입하여 삽입이 곤란한 예

넬라톤 튜브(nelaton tube)로 공기를 빼낸 후 심부 삽입이 가능해졌다.

트러블 회피법

이상과 같은 기법을 시도해도 순조롭게 S자결장을 넘을 수 없는 경우는 숙련자가 대신해 주거나 또는 그 이상의 삽입을 단념하고 대장조영술 등 다른 검사로 바꾸는 것도 하나의 방법이다. 자신의 역량에 맞추어 결코 무리를 하지 않는 것이 천공을 예방할 수 있다. 또한 천공까지는 아니더라도 검사 후의 의사, 환자 관계를 양호하게 유지하기 위해서도 지나치게 아프게 검사하는 것은 주의해야 한다. 너무 아파서 두 번 다시 대장 내시경을 받고 싶지 않은 좋지 않은 기억을 남기게 된다.

One Point Advice

유착이 심한 예에서는 아무래도 루프를 형성하게 되어 통증이 강하여 삽입이 곤란한 경우가 있다. 이때 직경이 가는 부드러운 내시경(Olympus사, CF-SV 등)을 이용하면 루프를 형성하더라도 비교적 고통이 없게 삽입할 수 있다. 통증이 심할 경우에는 진정제를 이용하는 것도 좋지만 자신의 술기의 미숙함을 진정제로 숨겨서는 안 된다. 또한 통증을 호소하지 않는다고 해서 거친 삽입 조작은 매우 조심해야 하며 내시경 삽입에 저항을 느끼는 경우에는 무리해서는 안 된다.

24 휘는 현상과 비틀어지는 현상의 해결법

五十嵐正廣*

서론

대장경 삽입 시에 삽입의 방해가 되는 요인으로서 휘는 현상과 비틀어지는 현상이 있다. 그 주된 부위는 S자결장, 비만곡부(脾彎曲部), 횡행결장, 간만곡부(肝彎曲部)에서 발생한다. 그 패턴과 해결책을 알아보자.

S자결장에서의 비틀어지는 현상과 휘는 현상

S자결장에 생기는 휘는 현상으로 가장 문제가 되는 것은 그림 24-1에서 나타나는 상태이

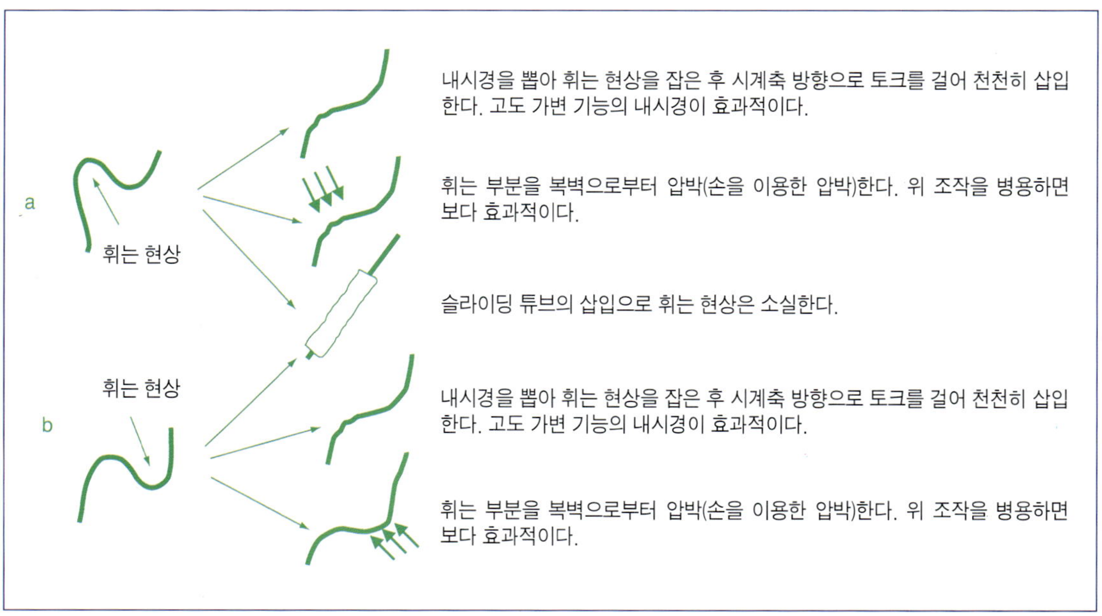

그림 24-1 S자결장에서의 비틀어지는 현상과 휘는 현상

* 癌研究会有明病院内視鏡診療部部長

다. 내시경을 삽입해도 첨단이 진행되지 않고 휘는 현상이 커진다. 특히 피검사자가 비만한 경우 S자결장·하행결장 이행부를 통과할 때 잘 생기고 휘는 현상이 삽입 곤란의 원인이 되는 경우가 많다.

〈해결법〉

① 내시경을 뽑아 직선화시킨 후 시계축 방향으로 가볍게 비틀어 토크를 걸어 천천히 삽입한다.
② 휘는 현상이 발생한다고 생각되는 부위를 압박한다(손을 이용한 압박). ①의 조작과 병용하여 실시하면 보다 효과적이다.
③ 첨단이 하행결장 안쪽에 있는 경우 가변 기능이 있는 내시경으로는 경도를 강하게 하여 내시경을 휘기 어렵게 하여 삽입한다. 가변 기능이 없는 경우에는 슬라이딩 튜브를 사용하면 S자결장의 휘는 현상을 막을 수 있다.

비만곡부에서의 비틀어지는 현상과 휘는 현상

비만곡부에서는 그림 24-2에 나타내는 바와 같이 비틀어지는 현상과 휘는 현상이 발생한다. 그림 24-2a와 같은 상태는 하행결장을 진행시킬 때 시계축 방향으로의 토크를 너무 걸어 생긴다. 반시계축 방향으로 축을 되돌리는 것으로 해결된다. 비만곡으로부터 횡행결장에 삽입될 때 해부학적으로 비만곡부는 후복벽에 있고 횡행결장이 복부 앞쪽으로 뻗어 오므로 그림 24-2b와 같은 휘는 현상이 생기는 경우가 있다. 내시경의 축을 반시계방향으로 되돌리면 휘는 현상이 소실하여 삽입이 용이해진다. 비만곡부의 굴곡이 강한 경우나 가동성이 풍부한 경우에는 그림 24-2c와 같은 휘는 현상이 삽입의 방해가 된다. 내시경을 조금 뽑아 휘는 현상을 잡아 손을 이용하여 복부를 압박하면 삽입에 도움이 된다. 우측와위가 효과적일 때도 있다.

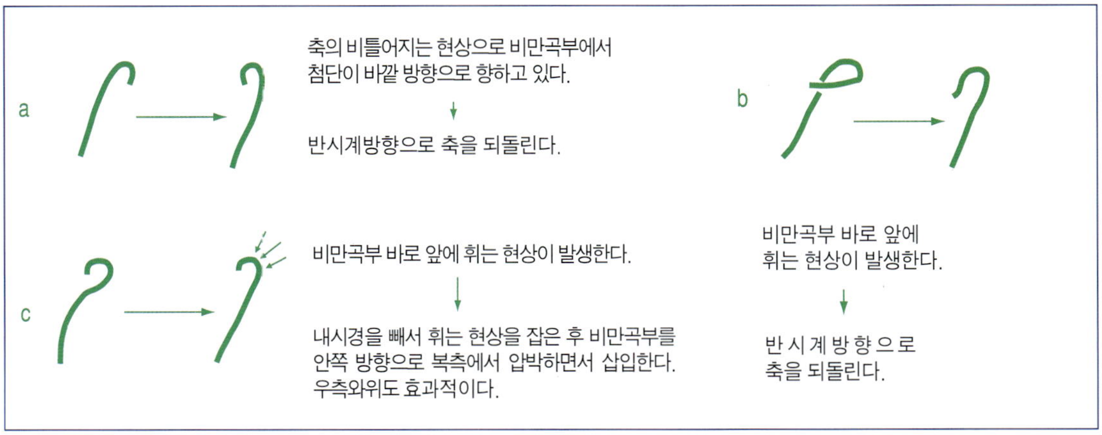

그림 24-2 비만곡부에서의 비틀어지는 현상과 휘는 현상

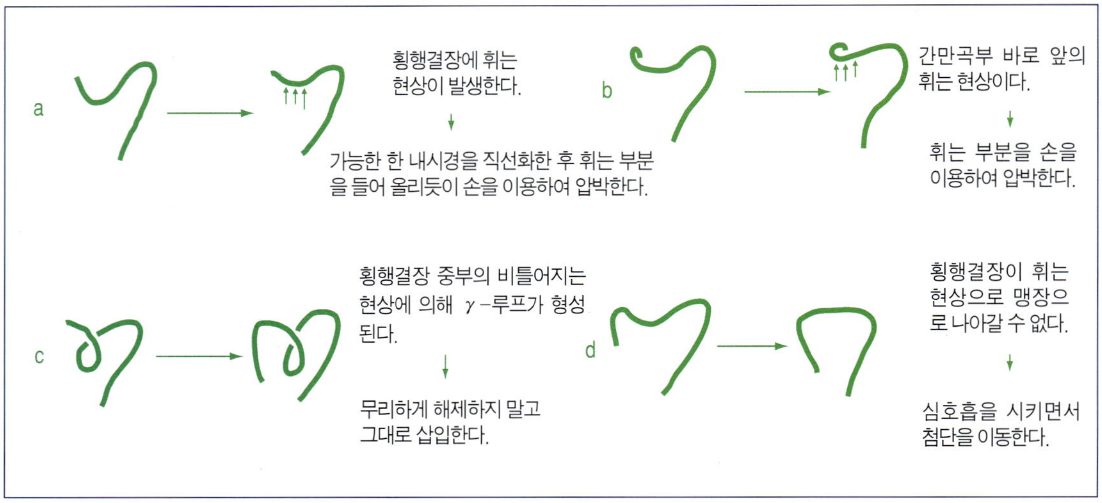

그림 24-3 간만곡부 통과 시 방해가 되는 비틀어지는 현상과 휘는 현상

간만곡부 통과 시에 비틀어지는 현상과 휘는 현상

횡행결장이 길게 늘어져 간만곡부로의 삽입이 곤란한 경우가 있다. 이 경우에는 내시경을 뽑아 직선화하여 휘는 현상이 발생하지 않도록 손으로 복부를 압박하면 좋다. 또한 간만곡부 바로 앞에서 휘는 현상이 발생하여 간만곡부의 통과를 방해하는 경우가 있다. 휘는 부분을 손으로 압박함으로써 해결된다. 횡행결장에서 비틀어지는 현상 때문에 γ-루프가 발생했을 경우에는 무리하게 해제하지 말고 그대로 삽입한다. 또한 상행결장으로 삽입되고 있는데 맹장으로 진행되지 않을 때는 횡행결장에서의 휘는 현상이나 비틀어지는 현상이 원인인 경우가 많다. 심호흡을 시켜서 호흡성 이동을 이용하면 맹장으로의 삽입이 용이해진다.

25 「루프」 해제의 요령

岡本 眞* · 山地 裕* · 川邊隆夫** · 小俣 政男*1

기본 기법

대장 내시경 삽입의 기본 기법에는 장관의 단축화(hooking the fold)와 우회전 단축 기법(right turn shortening)이 있으므로 이러한 기법을 구사하여 삽입한다. 장관의 단축화는 우선 상부 직장(Ra)으로부터 직장 S자결장 이행부(RS)에 삽입할 때에 이용된다. 이것으로 S자결장이 보이면 관강이 진행되는 방향으로 순순히 따라 S자결장을 지나 S자결장 하행결장 이행부(SD junction)에 도달한다. 여기는 오른쪽으로 돌리면서 up 앵글을 걸어 통과한다. 하행결장의 관강이 보이면 우회전 단축 기법으로 S자결장에 생긴 루프를 해제 · 단축한다.

기법의 요령

보통 루프를 형성하여 SD junction을 통과했을 경우 이것은 N루프라 부른다(그림 25-1). 여기부터 우회전 단축 기법으로 루프를 해제한다. 오른쪽 돌리기로 토크를 더하면서 내시경을 천천히 당긴다. 처음에는 장관의 저항이 느껴지지만 도중부터 저항이 없어져 내시경의 움직임이 편해진다. 거기까지 가면 거의 끝이다. 루프 해제의 경우에 한정하지 않고 대장 내시경 전반에서 할 수 있는데 우회전 단축 기법이든 장관의 단축화든 이러한 기법을 이용할 때에는 의식하여 천천히 세심하게 실시하는 것도 중요한 요령이다.

트러블 회피법

S자결장에 생긴 루프의 크기에 따라 그 해제의 어려움이 다르다. 큰 루프일수록 해제는 곤란하게 된다. 「큰 루프를 형성하지 않도록 가능한 한 송기를 적게」라고 하지만 어떻게 송기를 줄일 수 있을까? 그 포인트는 RS의 통과에 있다. 상부 직장으로부터 RS에 진행될 때 앞이 보이지 않는다고 해서 공기를 주입하여 관강을 찾으면 그 사이에 과도하게 공기가 주입될 수 있다. 또

* 東京大学医学部附属病院消化器内科 1) 教授
** 東京大学医学部附属病院光学医療診療部助教授

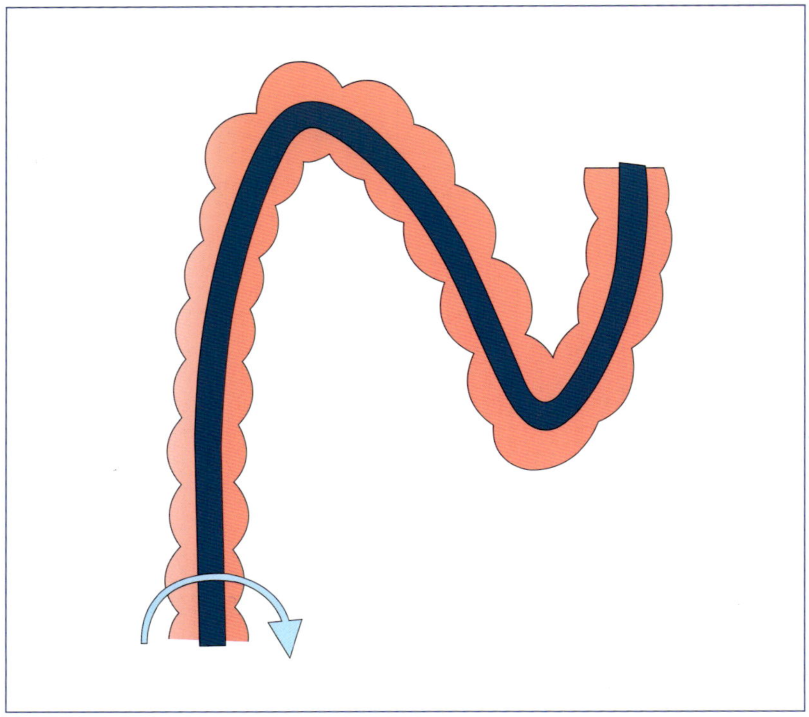

그림 25-1 **보통의 N루프의 모식도**
SD junction을 통과한 후 우회전 단축 기법으로 단축을 도모한다.

한 RS를 통과해 거기가 우선 확실히 단축되어 있지 않으면 S자결장으로 진행했을 때의 루프의 크기나 복잡함도 달라진다. 즉, RS를 잘 처리하는 것이 S자결장의 루프 해제를 용이하게 하는 중요한 요령이다.

One Point Advice

S자결장이 너무 길게 늘어져 큰 루프가 형성되었을 경우는 어떻게 할 것인가. 이때의 요령은 큰 루프의 해제에는 보다 큰 움직임의 우회전 단축 기법을 실시하는 것이다. 보통의 루프 해제는 오른쪽 손목을 돌리는 정도로 해결된다. 그러나 큰 루프의 경우에는 손목에서 어깨까지 포함한 오른 팔 전체를 사용한다는 기분으로 크게 내시경을 돌릴 필요가 있다(그림 25-2). 내시경을 돌려 단축하면 도중에 강한 저항이 발생하는데 거기를 한층 더 단축을 계속하면 루프가 풀리는 감촉이 손에 전해지면서 루프가 해제된다. 그리고 풀린 루프만큼 체외의 내시경에 전해진다. 초심자에게는 내시경을 돌리는 방법이 손목만으로 작기 때문에 단축하지 못하고 스르르 빠져 버리는 경우가 많다. 빠졌을 때는 깨끗이 포기하고 삽입을 다시 하여 이번에는 보다 큰 움직임으로 내시경을 돌려 루프 해제를 도모한다. 이때 우측와위로 하면 루프 해제가 용이해지는 경우도 많다.

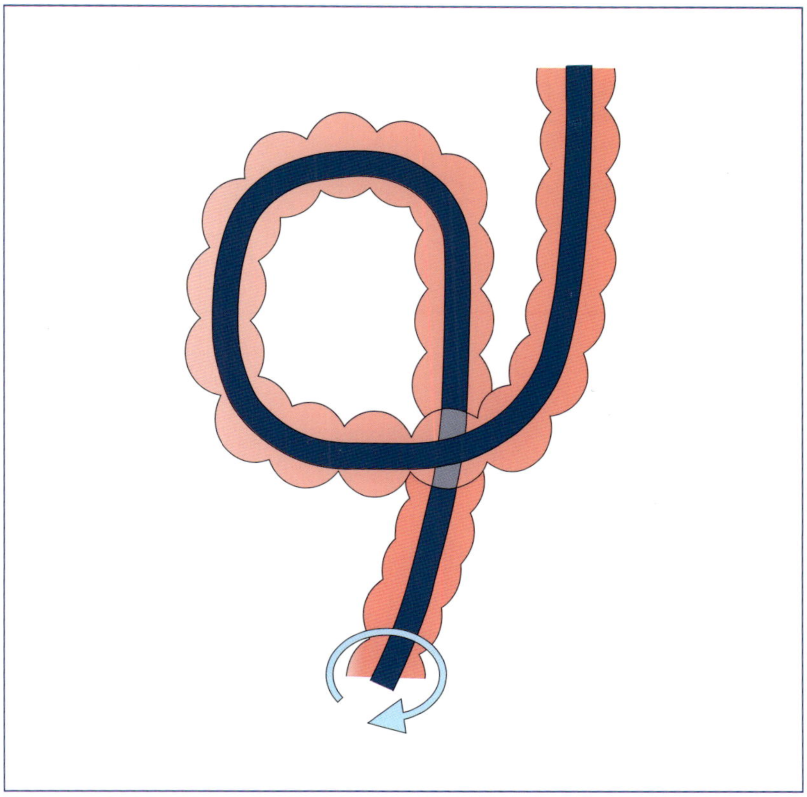

그림 25-2 큰 α-루프의 모식도

내시경이 크게 옆으로 퍼져 있는 만큼 내시경을 한 번 회전시키는 정도로 크게 회전시켜 단축할 필요가 있다.

26 손을 이용한 복부 압박의 포인트

鶴田 修[*1] · 河野弘志[*] · 唐原 健[*] · 吉森建一[*]

기본 기법

손을 이용한 압박은 내시경을 삽입해도 내시경이 휘어 첨단이 근위부로 진행되지 않을 때 이용하는 기법이다. 기본적으로는 ① 어느 정도 휜 내시경을 더 이상 휘지 않게 누르는 방법과 ② 내시경이 휘기 전에 휘는 것을 방지하도록 누르는 방법이 있다. 아래에 ①, ②별로 각 부위의 손을 이용한 압박법에 관하여 해설하고자 한다.

1. 어느 정도 휜 내시경을 더 이상 휘지 않게 누르는 방법

(1) S자결장에서 휘어 진행되지 않을 때

- **S자결장 top의 압박(그림 26-1-①, ②)**

S자결장 top이 더 이상 늘어나지 않도록 하복부 정중앙~우측 아래 복부를 압박하여 첨단을 진행시켜 간다.

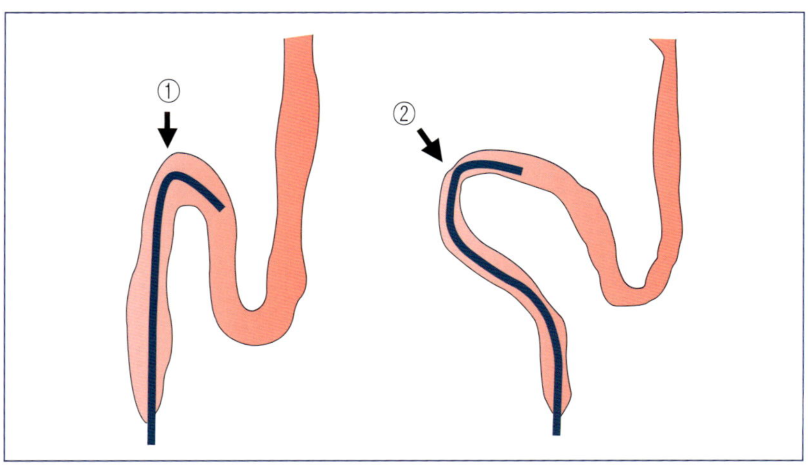

그림 26-1 손을 이용한 압박 포인트-1

* 久留米大学医学部内科学講座消化器内科部門 1) 助教授

- **SD junction의 압박(그림 26-2-③)**

SD junction이 예각으로 되어 삽입이 어려운 경우 좌측 아래 복부를 압박하면 둔각화되므로 첨단을 진행시켜 간다.

(2) 하행결장에서 휘어 진행되지 않을 때 (그림 26-2-④)

하행결장이 후복막에 고정되어 있지 않은 증례에서는 좌측 복부의 압박에 의해 하행결장의 휘는 현상이 그 이상 근위부로 올라오지 않도록 눌러주면서 첨단을 진행시켜 간다.

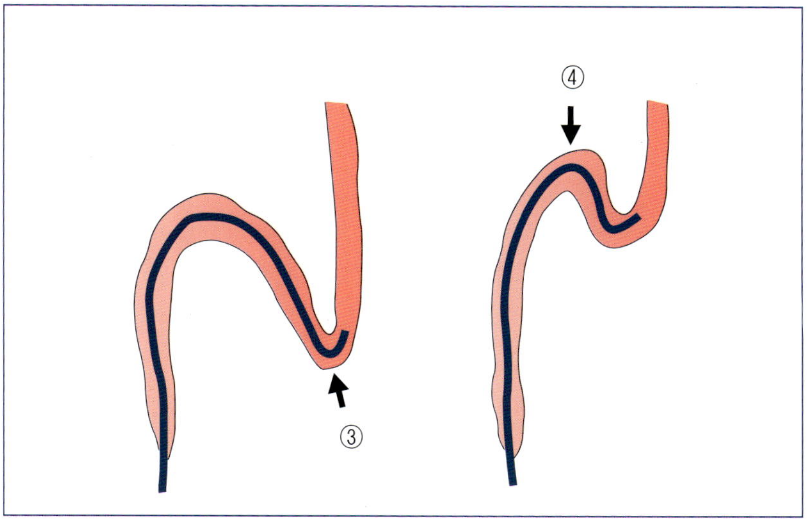

그림 26-2 손을 이용한 압박 포인트(2)

(3) 횡행결장에서 휘어 진행되지 않을 때

- **횡행결장 중앙 부근의 압박(그림 26-3-⑤, ⑥)**

내시경을 삽입해도 다음 굴곡부에 내시경의 첨단부가 걸리지 않고 큰 γ루프를 형성하게 될 때는 상복부 정중 부근을 압박하여 다음의 굴곡부를 접근시켜 첨단을 걸어 장관을 단축한다.

- **횡행결장 우측의 압박(그림 26-3-⑦)**

우측 늑골하부를 압박하여 간만곡부에 접근시켜 첨단을 걸고 그대로 상행결장으로 진입해 간다.

2. 내시경이 휘기 전에 휘는 현상을 방지하도록 누르는 방법

(1) RS~S자결장을 넘으려고 하면 첨단이 빠질 때(그림 26-4-⑧)

치골의 바로 윗부분을 압박하여 S자결장이 근위부로 올라오지 않도록 누르면서 첨단을 진행시켜 간다.

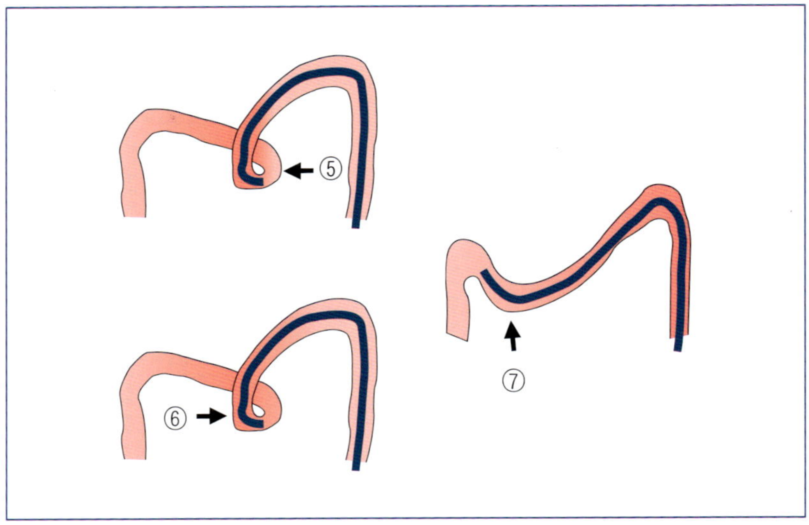

그림 26-3 손을 이용한 압박 포인트(3)

(2) 비만곡부에서 횡행결장에 진행시키려 해도 첨단이 진행되지 않을 때(그림 26-4-⑨)

직선화하고 있는 내시경이 휘지 않도록 하복부 정중 부근을 압박하여 첨단을 진행시켜 간다.

(3) 상행결장에서 맹장으로 진행시키려 하면 첨단이 빠질 때(그림 26-4-⑩)

맹장이 안쪽으로 굴곡하고 있는 경우는 내시경이 휘지 않도록 우측 복부를 뒤쪽에서 압박하여 첨단을 진행시켜 간다.

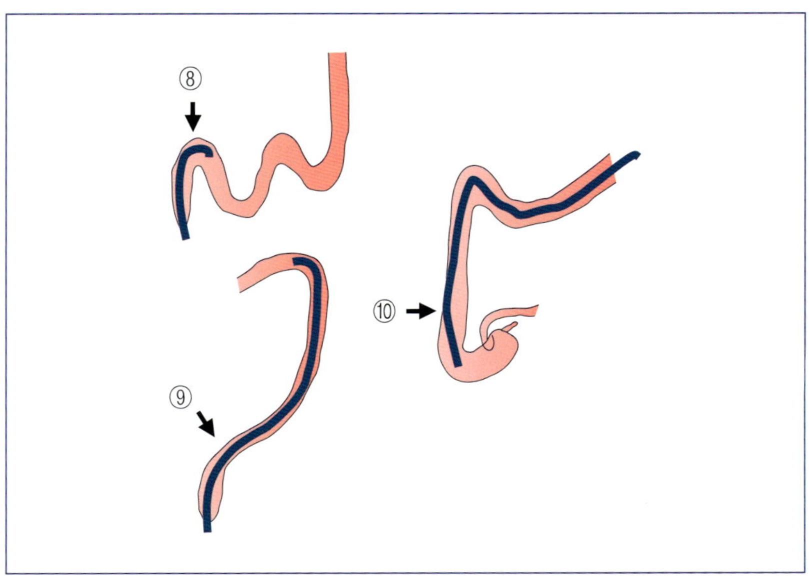

그림 26-4 손을 이용한 압박 포인트(4)

기법의 요령

시험 삼아 압박을 하면서 근위부 장관이 가까워지는 부위가 가장 최상의 부위인 경우가 많다. 또한 가벼운 힘의 압박으로도 충분히 효과가 있는 경우가 많기 때문에 가벼운 압박으로 시작하는 것이 좋다.

트러블 회피법

손을 이용한 압박도 천공의 위험성은 있어 삽입에 저항이 있거나 환자의 고통이 강한 경우, 특히 복부 수술의 경험이 있는 경우는 무리하지 말고 삽입을 중지하여 한층 더 세심하고 부드러운 내시경으로 변경해야 한다.

One Point Advice

대장 내시경 검사는 투시 하에서 하는 검사가 아니므로 삽입에 곤란을 느꼈을 때의 내시경의 상태를 모르는 경우가 있다. 내시경 위치 관측 장치(UPD)에서의 트레이닝을 추천한다. 이것을 사용한 경험이 있으면 사용하지 않는 경우에서도 삽입 중의 내시경 상태의 추측이 용이해져 손을 이용한 압박의 포인트를 파악하기 쉬어진다.

27 첨단 투명 캡의 사용법

小泉浩一*

기본 기법

삽입이 곤란한 증례에서도 내시경의 첨단에 투명 캡을 장착하면 삽입이 용이해지는 경우가 있다. 연질로 탄력성이 풍부한 디스포저블 타입의 첨단 투명 캡이 각 기종의 첨단 직경에 맞춘 사이즈로 시판되고 있다(그림 27-1). 이 캡을 내시경 첨단에 장착해 테이프로 고정하여 탈락을 예방한다. 병변과 내시경의 첨단(렌즈) 사이에 투명 캡을 대고 항상 일정한 거리(보통은 6~8 mm)를 유지할 수 있기 때문에 접근하여도 항상 시야를 얻을 수 있다.

삽입 시에는 관강이 계속될 방향을 확인하면서 굴곡부나 점막주름에 투명 캡을 대서 내시경 첨단을 앵글 조작으로 흔들듯이 하여 삽입한다(그림 27-2). 거의 송기하지 않아도 시야를 얻을 수 있으므로 내시경을 누르는 조작보다 앵글 조작과 내시경축의 회전을 주체로 하여 밀어 헤치듯이 삽입해 나가면 장관을 단축한 채로의 삽입이 용이하다. 루프를 만들지 않고 장관의 신장을 예방하여 과송기도 막을 수 있으므로 환자의 고통을 경감할 수가 있다. 수술 후의 유착

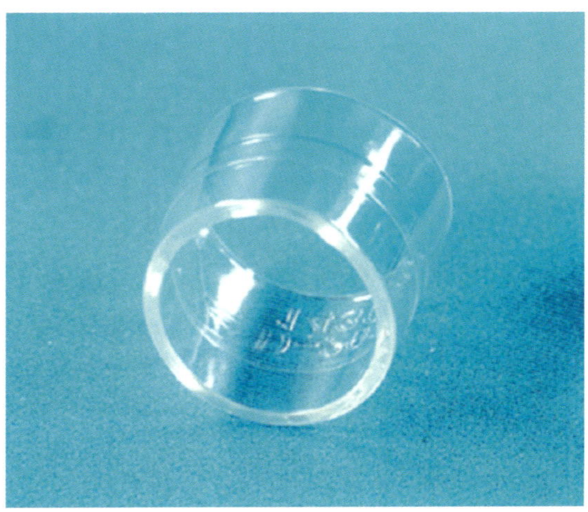

그림 27-1 첨단 투명 캡

* 東京都立駒込病院内科医長

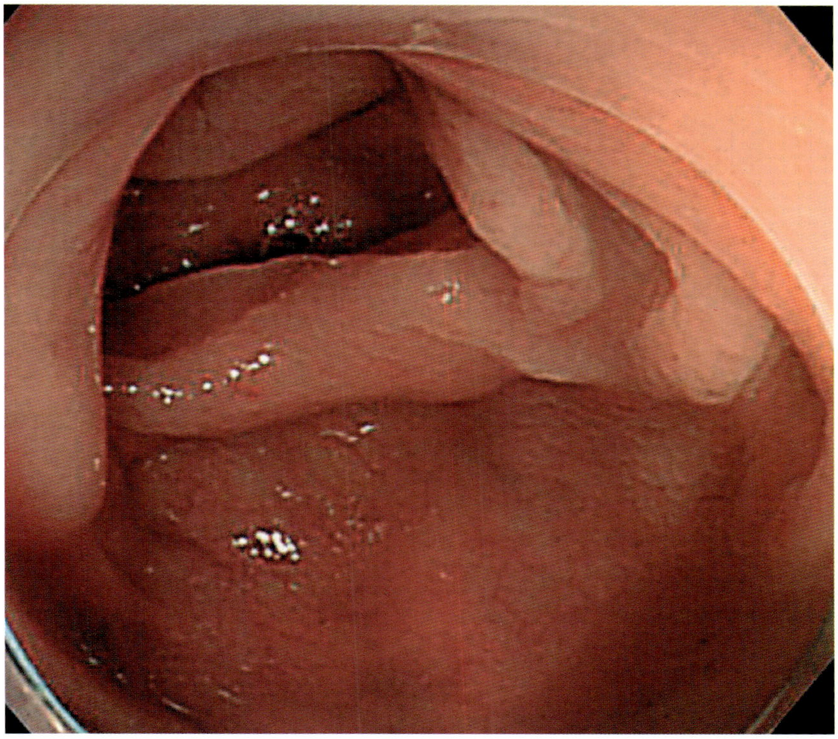

그림 27-2 첨단 투명 캡을 장착한 삽입법

굴곡부의 안쪽에 캡을 대고 앵글 조작으로 밀어 헤치듯이 삽입한다. 시야를 확보할 수 있으므로 12시 방향으로 관강이 계속되고 있는 것을 명료하게 알 수 있다.

이 있는 경우 등 통상시(通常視)로 관강의 시야를 확보하기 어려운 경우에도 점막주름을 확인하여 내시경이 진행되어야 할 방향을 예측할 수 있어 삽입이 용이해진다(그림 27-3).

기법의 요령

다발 게실 증례에서도 투명 캡으로 점막면을 누르면서 삽입하면 관강과 게실의 감별도 용이해지므로(그림 27-4) 안전하게 삽입할 수 있다. 수축이 강한 삽입 곤란 예 등에서는 일단 회수하더라도 투명 캡을 장착하는 의의는 있다.

반면 투명 캡의 장착에 의해 첨단 경성부는 길어지므로 대량 송기하여 push법을 중심으로 장관을 신장해 삽입하는 경우 등 오히려 삽입이 곤란하게 되어 환자에게 고통을 주는 경우가 있다. 시야를 확보하기 쉽다는 특성을 살려 가능한 한 공기량을 줄여 삽입하는 것이 요령이다. 또한 반전 관찰도 곤란한 경우가 많이 때문에 직장내 반전을 실시할 때는 캡을 빼내고 실시하는 것이 좋다. 이러한 특성을 이해하여 사용하면 첨단 투명 캡은 유용한 보조 도구이다.

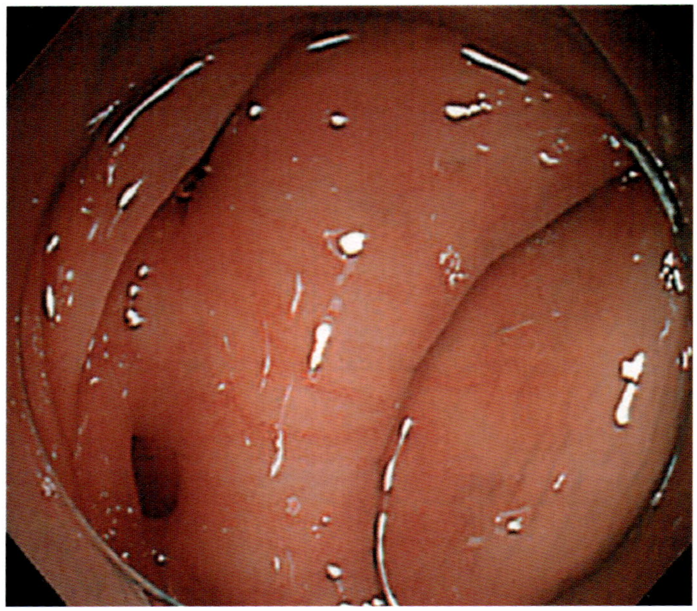

그림 27-3 수축에 의해 시야를 확보할 수 없는 경우의 삽입법

수축이 강해 강관 그 자체를 확인할 수 없는 경우에도 주름을 확인해 3시 방향으로 관강이 계속되는 것을 예측할 수 있으므로 앵글을 가볍게 up으로 해서 내시경축을 시계방향으로 회전시켜 삽입해 나간다.

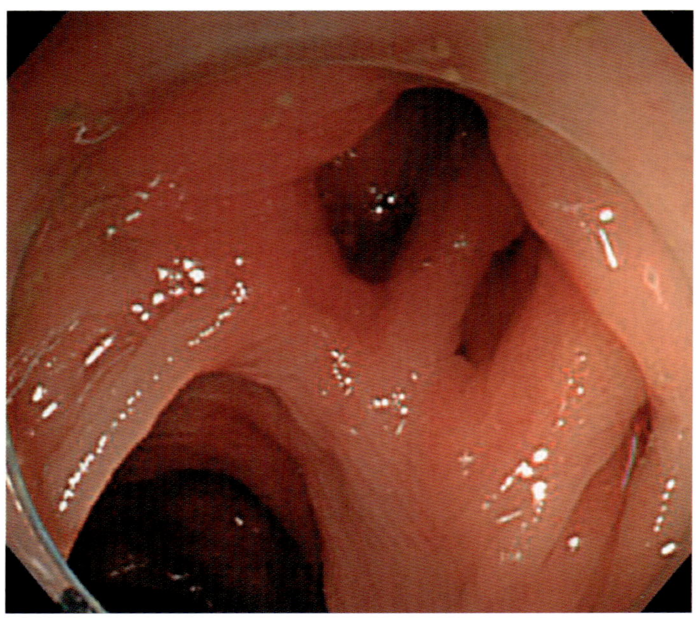

그림 27-4 다발성 게실 증례에서의 삽입법

점막을 밀어 헤쳐 넓히면서 누르는 조작에 의해 관강과 게실의 감별은 용이해진다. 이 조작에 의해 관찰 시에도 사각(死角)을 줄일 수가 있다. 누르지 않고 미끄러지듯이 조작한다.

28 대물렌즈에 잔재가 부착하여 제거되지 않을 경우

安藤正夫*

기본 기법

렌즈 부착 잔재의 제거법으로서 확립된 올바른 방법이 존재하는 것은 아니다. 시술자에 따라 적절히 익혀야 한다(그림 28-1~3).

① 내시경의 송기 · 송수 버튼을 이용한 부착 잔재 제거법을 익힌다.

② 겸자 채널에 직접 주사기를 장착해 미온수(또는 공기) 등을 주입한다.

④ 고형물이 흡인구에 가득 찼을 경우는 겸자 등을 삽입해 제거한다.

⑤ 대물렌즈를 대장 점막면에 가까이 한 상태로 겸자 채널로부터 힘차게 미온수를 점막면에 분사한다. 점막면에서 반사한 물이 렌즈에 맞으면 잔재가 제거된다.

⑥ 렌즈면을 직접 점막면에 문질러 잔재를 제거한다.

⑦ 장관 내에 워터 풀을 만들어 수중에서 송수해 그 수류를 이용하거나 내시경을 흔든다.

기법의 요령

① 지속 송수(누르고 있는 상태)나 간헐 분무 등을 하거나 송기 · 송수 버튼의 누르는 방법에 변화를 준다. 또한 광원 측의 송기 스위치의 강약을 조절한다. 대물렌즈와 중력과의 관계를 조정한다.

② 송수에 의한 잔액량 증가를 피하고 싶을 때는 빈 주사기를 이용하여 분수가 아닌 분기를 한다.

③ 반사수가 효율적으로 렌즈면에 닿도록 점막면과의 거리나 앵글을 미조정한다.

④ 천천히 비빈다. 절대 누르지 않는다. 어느 방향으로 비비면 효율적으로 제거할 수 있는지를 판별한다. 윤상의 점막주름을 잘 이용한다. 송수하면서 비비는 등의 방법을 이용해 본다.

* 金上病院消化器内科

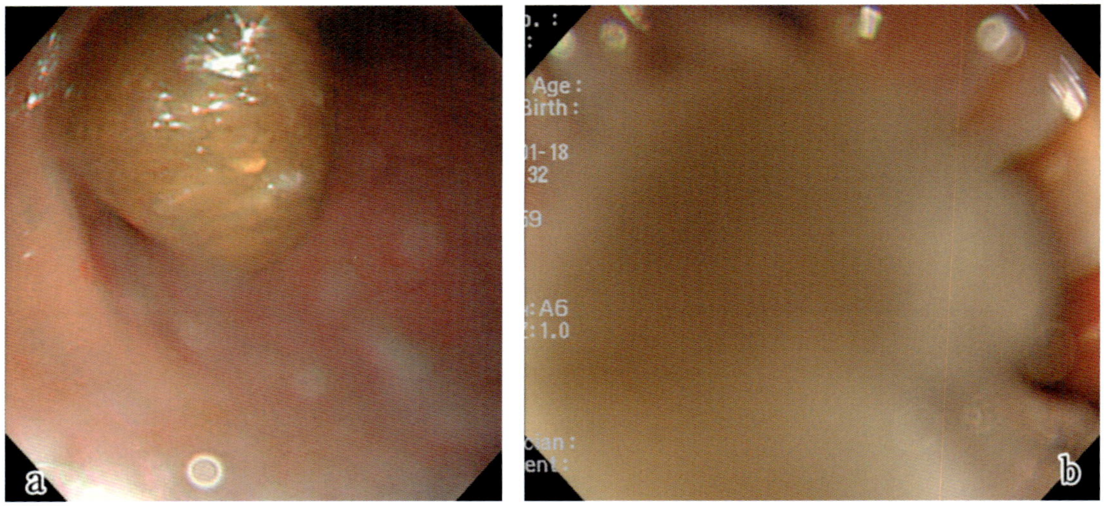

그림 28-1 항문 삽입 시의 대처

a. 항문부에 바른 젤리가 부착했을 경우에는 지속 송수로 씻어 흘려버린다.
b. 항문부에 잔재가 부착했을 경우는 제거하기 어려워 일단 내시경을 회수하여 세정하고 나서 재삽입한다.

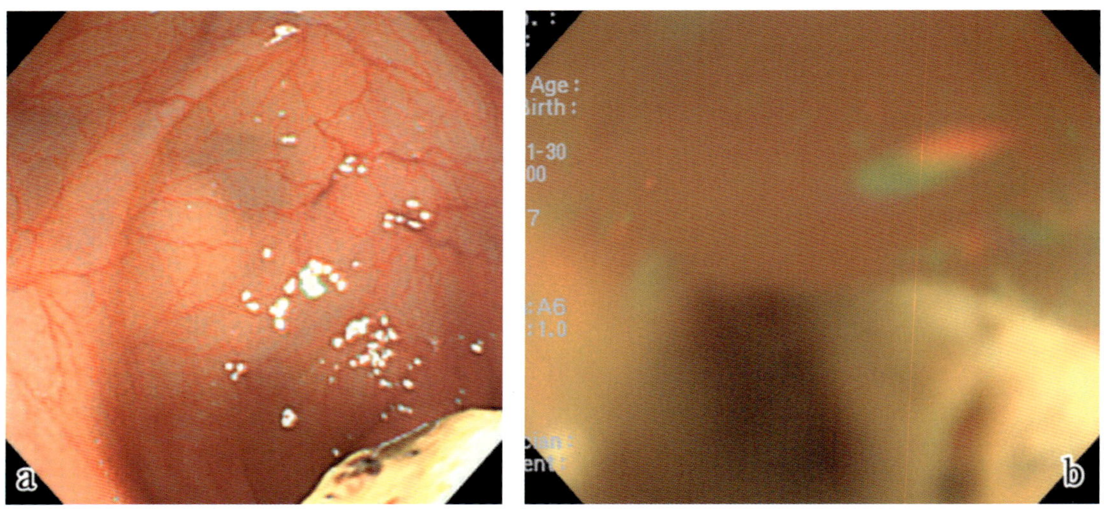

그림 28-2 흡인구가 막혔을 경우의 대책

a. 겸자구가 막혔을 경우 송수로 되지 않으면 겸자를 넣어 제거한다.
b. 잔액량을 늘리고 싶지 않은 경우는 빈 주사기로 공기를 분출하게 한다.

트러블 회피법

① 장 정결을 철저히 교육하여 잔재의 존재를 줄인다.

② 잔재를 흡인하는 경우 고형물에 닿지 않고, 흡인하지 않도록 주의한다.

③ 삽입 초기에 붙은 잔재를 제거하기 어려운 경우에는 일단 내시경을 회수하여 세정 후 재삽입한다.

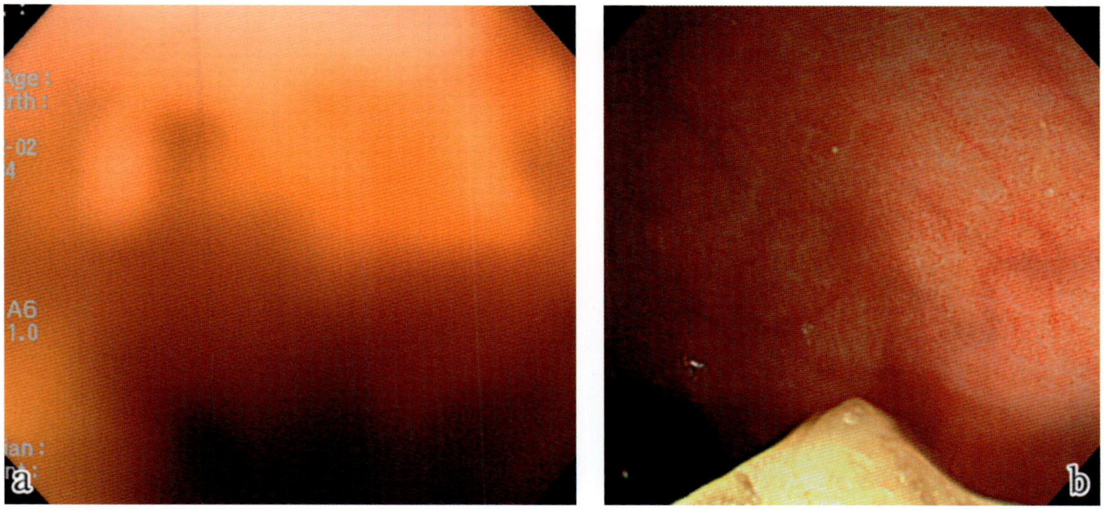

그림 28-3 장 점막의 이용

a. 찰싹 붙어 버렸을 경우는 분수의 점막면에서의 반사를 이용한다.
b. 렌즈를 점막면에 비비게 하는 경우는 그 방향에도 주의한다.

④ 렌즈에 부착 할 수 있는 잔재가 많을 경우는 어느 정도 장관에 공기를 주입하여 신장시키면서 삽입한다.

⑤ 수시로 송수를 반복해 부착물이 건조되어 제거되기 어려워지는 것을 예방한다.

⑥ 점막면을 비비게 할 때는 과신장 시를 피해 꽉 누르지 않고 점막 손상이나 천공에 주의한다.

One Point Advice(그림 28-4)

① 고형물이 혼재한 잔재를 흡인할 때 고형물이 흡인구를 막아 버리는 경우가 자주 있다. 이 경우 겸자 등의 처치 도구를 내시경 첨단으로부터 조금 낸 상태로 흡인하면 피할 수 있다. 또한 흡인 버튼을 약하게 누르는 것도 유용하다.

② 처치 도구를 어느 정도 내어 점막면을 누르고 점막과 렌즈면의 거리를 일정하게 유지하면서 흡인하는 것도 유용한다.

③ 내시경 절제 후에 살포하는 점막 보호제가 렌즈면에 부착하는 것을 예방하기 위해서는 튜브 첨단과 렌즈면의 거리를 떼어 놓는 것과 동시에 중력을 고려한다. 즉, 약제가 병변에 집중해 렌즈면으로 내려오지 않는 체위를 검토한다.

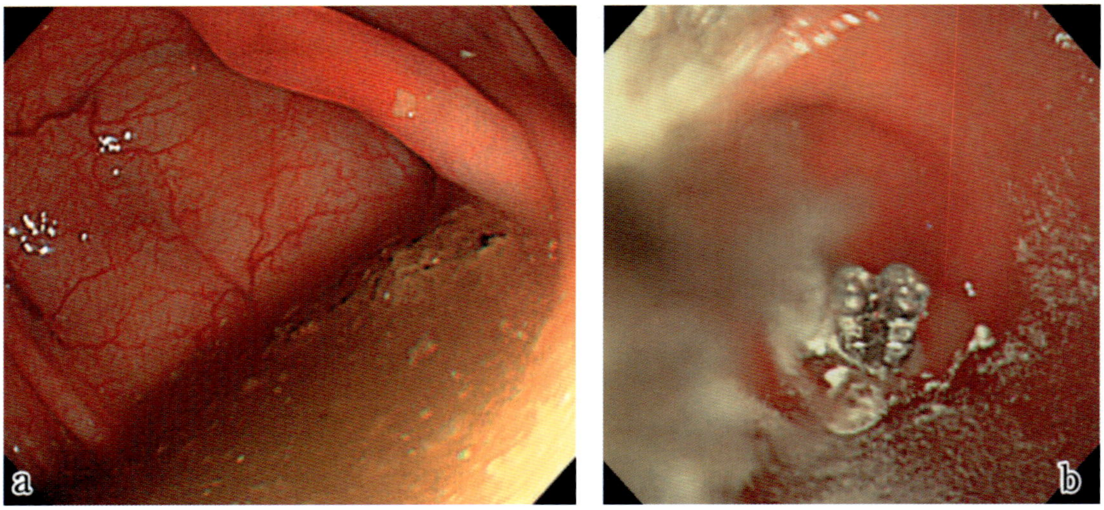

그림 28-4 One Point Advice

a. 잔재에 고형물이 혼재하는 경우는 겸자를 조금 낸 상태에서의 흡인이 유용하다.
b. 점막 보호제 살포 시에는 중력도 고려하지 않으면 렌즈면으로 내려온다.

29 슬라이딩 튜브의 사용법

堀内 朗[*1] · 中山佳子[*2]

기본 기법

슬라이딩 튜브(ST)는 대장 내시경의 심부 삽입 시에 발생하는 장관의 루프를 직선화하기 위해 고안된 보조용 도구이다. 최근 경도 가변식 기능을 가진 내시경 기종의 등장에 따라 이전만큼은 사용되지 않게 되었지만 ST는 경도 가변식 내시경을 사용해도 손을 이용한 압박이 효과가 없는 증례나 S자결장을 단축 · 직선화한 상태로 치료 내시경을 하고자 할 때가 좋은 적응증이다. ST에는 내경과 유효 길이의 차이에 따라 여러 가지의 제품이 있는데 저자들은 내경이 큰 타입(16.4 mm)의 ST-C3(40 cm)과 ST-C3S(26 cm)의 두 종류 중 주로 유효 길이가 짧은 ST-C3S를 사용하고 있다(그림 29-1). ST는 검사 전에 내시경에 장착해 두고(그림 29-2) S자결장을 단축 · 직선화한 다음 투시 하에서 ST에 충분한 윤활제를 발라 항문으로부터 내시경을 따라 삽입한다. 유효 길이 전체 ST가 삽입되면 보조자에게 ST를 유지하도록 한다.

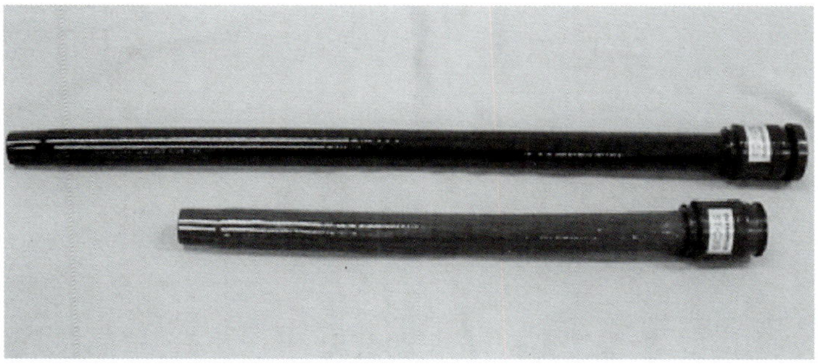

그림 29-1 슬라이딩 튜브(상: ST-C3, 하: ST-C3S)

* 昭和伊南総合病院 1) 消化器科長, 2) 小児科主任医長

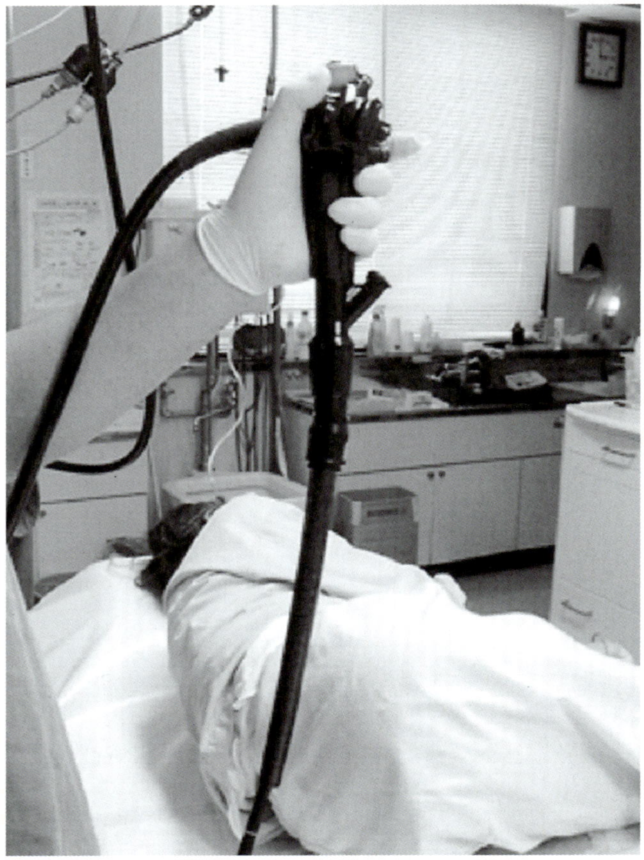

그림 29-2 내시경에 장착한 슬라이딩 튜브

기법의 요령

ST를 천천히 회전시키면서 삽입하고 저항이 있으면 무리하게 삽입하지 않는 것이 최대의 요령이다. ST의 사용에 있어서 금기사항은 없지만 S자결장에 다발성 게실이 있거나 수술 후 유착 등으로 ST의 삽입에 저항을 느끼면 신속하게 단념해야 한다. 또한 ST 유지의 요령은 가능한 한 항문 근처에서 거즈 등으로 ST가 움직이지 않도록 잘 고정하는 것이다.

트러블 회피법

ST에 의한 최대의 트러블은 ST 내로 장관이 빨려들어 생긴 손상에 의한 천공이다. 유효 길이가 긴 ST는 용이하게 S자결장 하행결장 이행부에 도달하여 그 부위의 장관 손상을 일으키기 쉽다. 여기에서 저자들은 비록 장관이 쉽게 휘더라도 천공의 예방을 우선으로 하여 유효 길이 26 cm의 짧은 타입의 ST를 사용하고 있다.

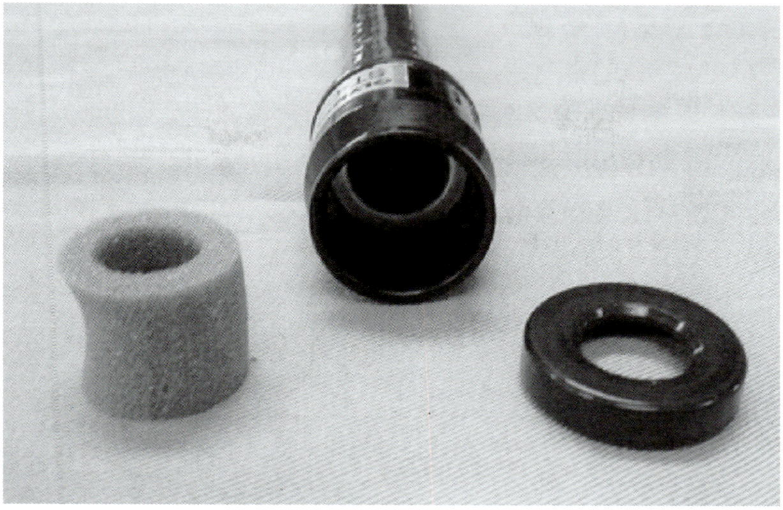

그림 29-3 내시경 삽입구 첨단의 고무 캡과 내부의 패킹을 제거한 슬라이딩 튜브

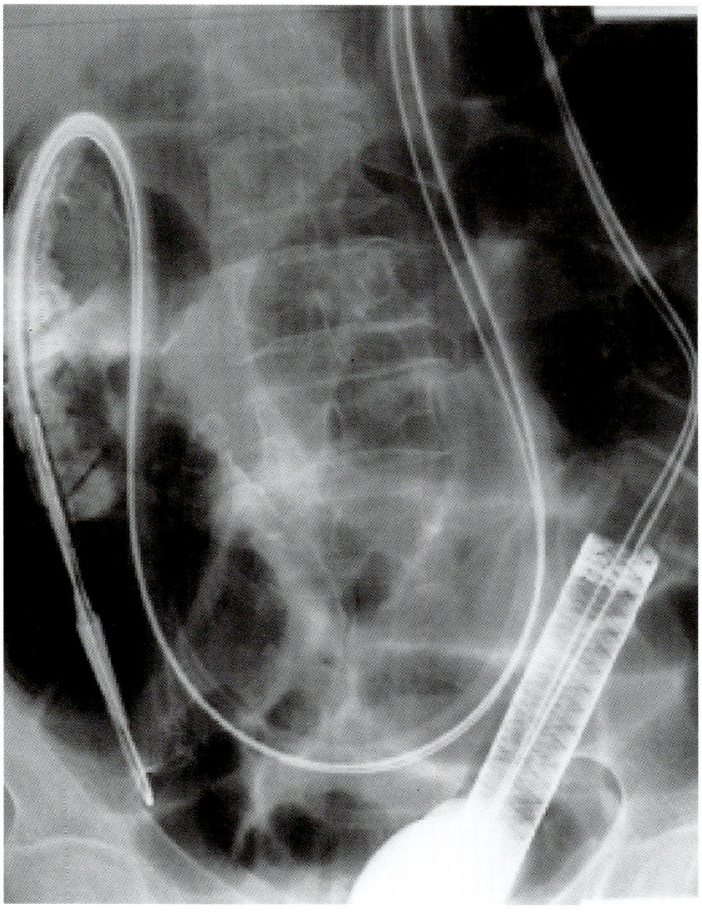

그림 29-4 경항문적으로 장마비 치료용 스텐트를 심부 삽입하기 위해서 유치된 슬라이딩 튜브

One Point Advice

S자결장 축 염전(捻轉), 경항문적으로 장미비 치료를 위해 사용하거나 다발성 용종절제술(polypectomy) 시 등 여러 차례 내시경을 넣거나 빼야 하는 증례에서는 ST가 배액관(drainage tube)의 역할을 다해 잔변, 혈성 설사, 가스가 체외로 배출되어 관찰이나 처치가 용이해지거나 복부팽만이 경감될 수 있으므로 적극적으로 사용하고 있다. 특히 S자결장 축 염전 증례에서는 설사가 유출되기 쉽도록 ST 내부의 패킹과 첨단 캡을 빼서 사용하고 있다(그림 29-3). 또한 경항문적으로 장마비 치료용 스텐트를 심부 삽입할 때에는 매우 편리하므로 ST의 사용은 유용한 방법이라고 생각된다(그림 29-4).

30 횡행결장을 순조롭게 통과하기 위한 방법

松下弘雄[*1] · 山野泰穗[*2]

해부학적 특징을 알아 둔다

삽입을 실시하기 전에 횡행결장의 해부학적 특징을 알아 두는 것이 중요하다. 내시경 삽입 시의 시점인 비만곡부는 후복막에 고정되어 몸의 뒤쪽에 위치한다. 횡행결장 중위는 몸의 앞쪽 아래쪽을 향하고 있다. 종점인 간만곡부는 몸의 뒤쪽 후복막에 고정되어 있다. 또 횡행결장 자체는 고정되어 있지 않아 단축이 가능하지만, 한편으로 과신장이나 루프 형성에 의해 피검사자에게 고통을 줄 가능성이 있다는 것을 염두에 두어야 한다.

비만곡부에서 횡행결장 중부까지

우선 내시경의 첨단이 비만곡부의 시점에서 단축 · 직선화가 되어 있는 것이 전제이다. 이때의 내시경 삽입 길이는 약 40 cm이다.

횡행결장 삽입 시의 체위는 앙와위인 경우가 많지만 비만곡부의 굴곡이 강할 때는 우측와위가 유효하다. 비만곡부에서 횡행결장에는 up 앵글로 진입한다. 횡행결장 중위까지는 관강의 중심을 파악해 좌측으로 토크하면서 push로 진행하는데, 이때 앵글은 서서히 neutral 방향에서 때로는 down이 될 수도 있다. 또 S자결장이 신장하지 않도록 토크를 조절하면서 나간다. 이때 하복부의 압박이 유용할 수 있다. 또한 관강의 공기를 흡인한다. 흡기에 의한 횡격막의 이동을 이용해 비만곡부를 둔화시키는 것도 순조로운 삽입으로 연결된다.

횡행결장 중위에서 간만곡부까지

횡행결장 중위까지 도달하면 굴곡이 존재한다. 보통은 화면의 좌측으로 전개하는 경우가 대부분이지만 증례에 따라 다양하다. 여기에서 좌측 토크와 앵글 조작으로 굴곡부에 내시경 첨단으로 밀어 넣듯이 조작하면서 관강을 찾는다. 굴곡이 강한 경우에는 내시경 첨단을 일정한 거리를

* 秋田赤十字病院消化器病センター 1) 副部長(現・人吉総合病院外科), 2) 部長

유지하면서 가끔 점막면을 미끄러지게 하면서 조작한다. 우측 결장으로 삽입하면 좌측 토크 조작으로 흡인, pull back을 실시하면서 직선화를 시도하고 토크를 오른쪽으로 되돌리면 간만곡부에 도달한다(그림 30-1, 2). 간만곡부에 도달했을 경우에는 내시경은 neutral 상태로 되어 있다.

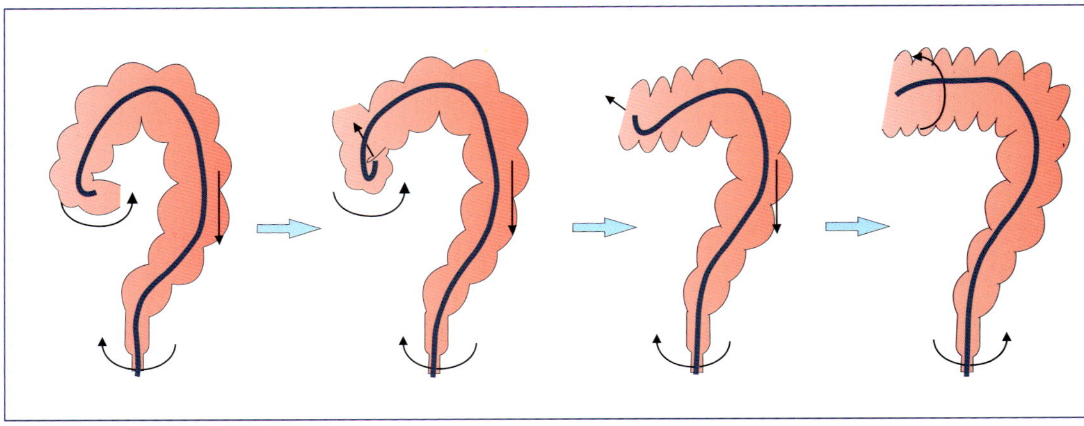

그림 30-1 횡행결장 중위를 up 앵글로 넘는 경우

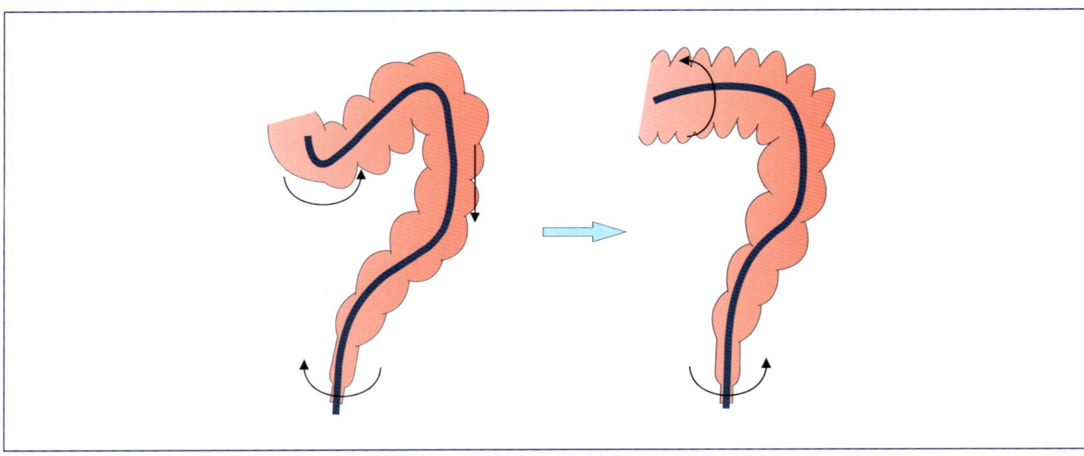

그림 30-2 횡행결장 중위를 down 앵글로 넘는 경우

One Point Advice

횡행결장의 삽입에 관하여 서술하였는데, 증례에 따라서는 몇 초 안에 통과하게 되는 비교적 삽입이 용이한 부위이다. 그러나 S자결장이 쉽게 늘어나 루프를 형성하기 쉬운 경우에서는 가장 곤란한 부위가 될 수도 있다. 중요한 것은 해부학적 특징을 이해하여 삽입이 곤란한 상태가 되지 않도록 흡인, 축을 유지하는 것이다.

31 상행결장을 순조롭게 통과하기 위한 방법

鈴木康元*

기본 기법

내시경 첨단부가 상행결장에 들어오면 우선 처음으로 흡인을 실시해 여분의 공기를 빼고 다음으로 내시경을 당겨 내시경 첨단부에 대한 힘의 전달을 개선시키고 마지막에 내시경을 눌러 내시경 첨단부를 맹장까지 진행시키는 것이 상행결장을 순조롭게 통과하기 위한 기본적 기법이다.

기법의 요령

① 여분 공기의 흡인: 흡인을 할 때에는 점막을 흡착하지 않도록 내시경 첨단부를 관강의 중간부에 두고(그림 31-1) 흡인 버튼을 단속적으로 누르도록 한다. 이 흡인만으로 내시경 첨단부가 맹장의 직전까지 진행되는 경우도 있다(그림 31-2).

② 내시경의 당김: 내시경을 당길 때에는 신장한 횡행결장을 단축시킬 수 있도록 내시경 첨단부가 빠지지 않도록(가능하다면 조금이라도 맹장에 진행되도록) 신중하게 당기도록 한다. 이때 동시에 내시경이 꼬인 것을 풀 수가 있으면 가장 좋다. 이 여분의 공기의 흡인과 내시경을 당기는 동작만으로 내시경의 첨단부가 맹장의 직전까지 진행되는 경우도 많다.

③ 내시경의 누름: 여분의 공기의 흡인과 내시경을 당김으로써 내시경 첨단부에 힘이 전해지는 것을 개선했다면 내시경을 맹장 쪽으로 똑바로 진행시키도록 한다.

트러블 회피법

내시경 첨단부에 힘이 전해지는 것이 좋지 않은데 무리해서 내시경을 push하지 않는다면 상행결장을 통과할 때의 트러블을 거의 피할 수가 있다.

* 松島病院大腸肛門病センター松島クリニック診療部長

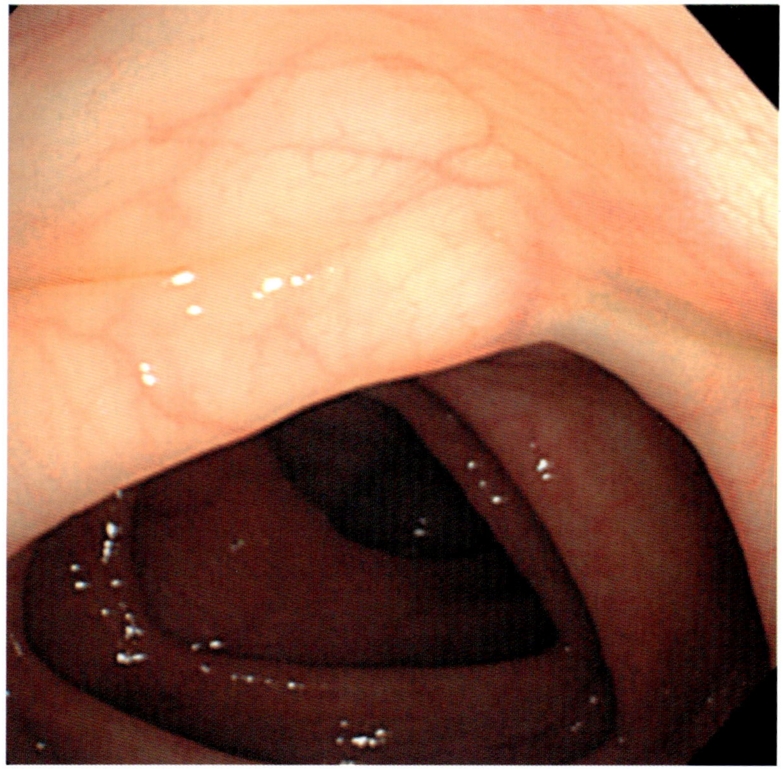

그림 31-1 상행결장의 입구

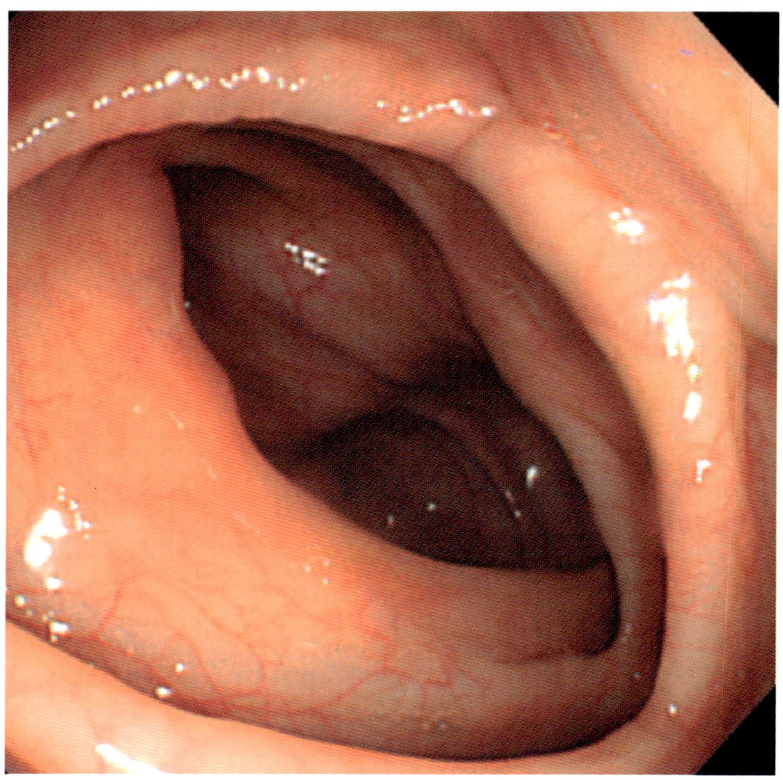

그림 31-2 맹장 바로 앞

기본적 기법만으로는 상행결장을 순조롭게 통과할 수 없는 경우의 추가적 기법

① 기본적 기법으로 삽입이 어려운 경우에는, 공기의 흡입과 내시경을 당겨 내시경 첨단부에 힘이 전해지는 것이 개선되었으면 내시경을 push하지 않고 심호흡을 하도록 한다. 심호흡에 의해 횡격막이 저하해 그 힘으로 간만곡부에 있는 내시경이 눌려 내시경 첨단부가 맹장까지 진행되는 경우가 있다.

② 심호흡으로도 삽입이 어려운 경우에는, 내시경 첨단부에 힘이 전해지는 것이 개선되었으면 이번에는 손을 이용하여 압박하면서 내시경을 push하도록 한다. 손을 이용한 압박으로 횡행결장의 신장이 억제되어 내시경 첨단부가 맹장까지 진행하기 쉬워진다.

③ 심호흡이나 손을 이용한 압박이 모두 무효한 경우에는, 한 번 내시경 첨단부를 우측 횡행결장까지 되돌려 내시경 첨단부에 대한 힘 전달이 좋은 곳을 선택하고 나서 다시 내시경을 push하도록 한다. 이때 내시경 첨단부에 대한 힘 전달이 저하하지 않도록 신중하게 한다. 다만 도중에 내시경을 당기지 않고 맹장까지 삽입하도록 하는 것이 요령이다.

32 게실이 많을 경우

円岡 壽*

기본 기법

대장 게실 호발 부위는 우측 결장과 S자결장을 중심으로 하는 좌측 결장인데, 내시경 삽입 시에 곤란을 일으키는 경우는 대부분이 S자결장이다. 특히 게실이 많을 때에는 내시경의 삽입에 어려움을 겪는 경우도 많다.

다발성 게실이 있기 때문에 전 처치가 충분하지 않은 경우도 많고(그림 32-1) 게다가 장벽이 비후해서 장관의 긴장도가 높아 심하게 수축되어 관강이 좁아져 있는 경우가 있다(그림 32-2).

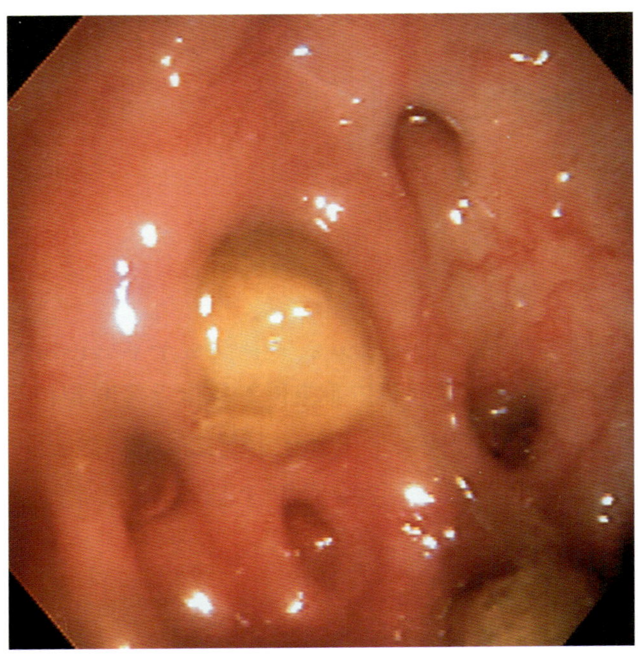

그림 32-1

게실이 많을 경우에는 전 처치가 불충분해서 고형 잔재가 산재하여 시야를 확보하려고 송기가 많아져 삽입에 어려움을 겪는 경우가 있다.

* 東松山医師会病院副院長

연동의 항진이나 장관의 유착 등에 따라 시야를 확보하기 어려워 삽입이 곤란한 경우가 있다.

그러나 게실이 많아도 내시경의 삽입 방법에 특별한 차이는 없다. 송기를 줄이고 장관을 과신장시키지 않고 가능한 한 직선화를 유지하여 삽입해 나가는 것이 기본이다.

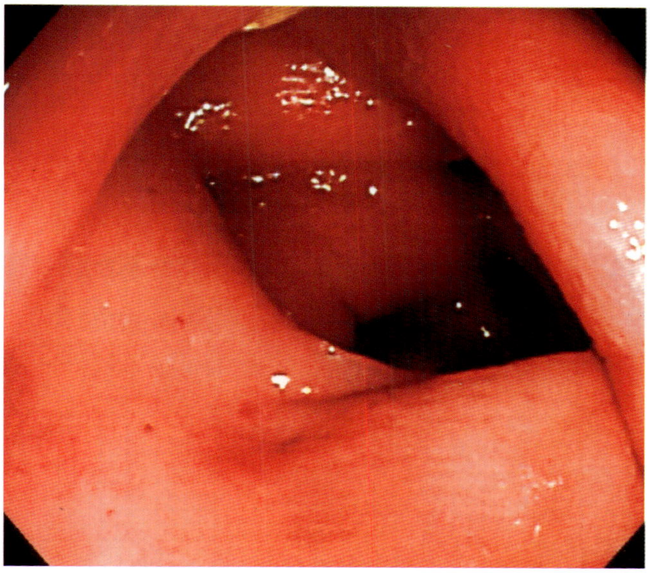

그림 32-2

게실증에서는 장벽이 비후해서 심하게 수축되어 관강이 좁아져 있는 경우가 있다.

기법의 요령

우선 전 처치를 잘 해 두는 것이다. 전 처치가 좋지 않으면 아무래도 송기량이 증가해 삽입이 곤란해진다.

내시경의 삽입은 무리하게 누르지 않고 당기는 것을 이용하여 흡인을 실시하고 세심하게 하나하나 넘어 간다. 때로는 체위 변환이나 손을 이용하여 복부를 압박하면서 천천히 조작한다. 가변식 내시경이라면 경도를 조절하거나 투명 후드의 사용이 유용할 수도 있다.

트러블 회피법

내시경 조작은 장관의 과신장이나 무리한 직선화 등을 조심해서 삽입 또는 회수 시의 내시경의 저항에 충분히 주의를 기울여야 한다.

시야를 충분히 확보할 수 없는 경우에는 게실과 관강을 착각하지 않도록 신중하게 관찰을 해서(그림 32-3) 함부로 게실 내에 내시경을 밀어 넣어 천공을 일으키지 않도록 주의가 필요하다.

송기량이 다소 증가했을 경우에는 앙와위나 우측와위 등의 체위 변환을 실시해 장내의 공기를 이동시켜 흡입을 자주하면서 가능한 한 장관의 확장이나 내압의 상승을 방지하는 주의가 필요하다.

검사 종료 후에는 게실염의 합병증을 고려해서 복통에 주위를 기울이고 만일 의심이 될 경우에는 게실염은 미소 천공에 의한 게실 주위염이기 때문에 복부 초음파 검사나 복부 CT검사 등이 도움이 될 수 있다.

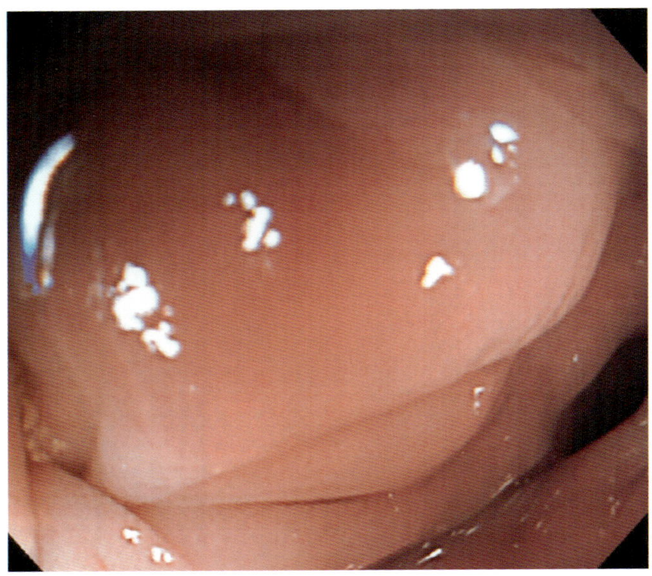

그림 32-3

연동도 항진하고 있어 시야를 확보하기 어려우므로 게실과 관강을 착각하여 삽입하는 일이 없도록 주의가 필요하다.

One Point Advice

전 처치를 깨끗이 실시하는 것이 가장 중요하다. 잔재가 많은 장관은 병변의 관찰도 불충분하고 트러블이 발생하기 쉬워진다. 게실로부터 출혈의 의심이 있는 경우나 다발하는 게실 사이에 존재하는 소병변을 관찰 · 치료하는 경우에는 투명 후드를 장착한 내시경이 유용하다(그림 32-4).

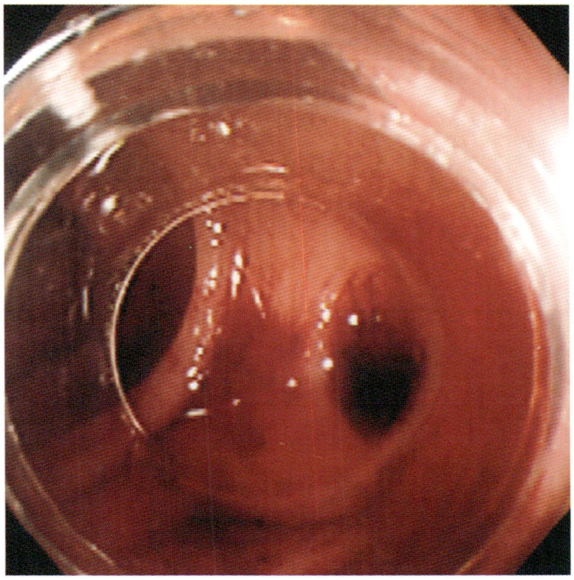

그림 32-4

게실로부터의 출혈의 검사나 치료에는 투명 후드의 장착이 유용한 경우가 많다.

33 회맹부로의 삽입법

岡 志郎* · 田中信治*1

기본 기법

1. 상행결장에서 맹장으로의 삽입

삽입 시의 체위는 앙와위 또는 좌측와위로 실시한다. 간만곡부를 넘어 내시경이 직선화된 시점에서 그대로 push하면 용이하게 맹장까지 삽입할 수 있다. 내시경이 비틀어져 있지 않다면 회맹판은 화면의 9시 방향에서 관찰된다. 맹장의 관찰은 체위를 앙와위로 하면 맹장의 저장액이 상행결장으로 이동하기 때문에 관찰하기 쉽다.

2. 회장 말단부로의 삽입(그림 33-1)

내시경을 일단 맹장 저부에 삽입한 후 조금 당기면서 회맹판을 확인한다. 이때 상행결장~맹장의 공기를 흡인해 둔다. 이것에 의해 장관의 공기가 빠지면 피검사자의 고통이 경감되는 것과 동시에 회맹판이 내시경에 가까워져 정면에서 볼 수 있다. 그 다음 회맹판의 아랫입술 모양 쪽에 내시경을 접촉시키듯이 하면서 왼쪽 앵글을 걸어 위쪽에 걸치듯이 내시경을 밀어 나가면 회장 말단부로 삽입할 수 있다. 조금 공기를 넣어 앵글을 down 방향으로 하면 한층 더 심부로 삽입할 수 있다. 보통 회장 심부로의 삽입은 소장이 고정되어 있지 않기 때문에 곤란하지만 회맹판에서 10~15 cm 정도는 관찰 가능하다.

회장 말단 삽입의 요령

대장 내시경 삽입의 전반에서 말할 수 있는데 회장 말단 삽입 시에 특히 내시경 조작을 천천히 정확하게 실시하는 것이 중요하다.

보통 회장 말단은 회맹판의 중심부보다 약간 한쪽으로 치우친 위치에 존재하지만 판 개구부가 직시로 볼 때 관찰되는 경우나 장관이 경직(spastic)된 경우에는 회장 말단의 출구 확인은

* 広島大学病院光学医療診療部 1) 部長 · 助教授

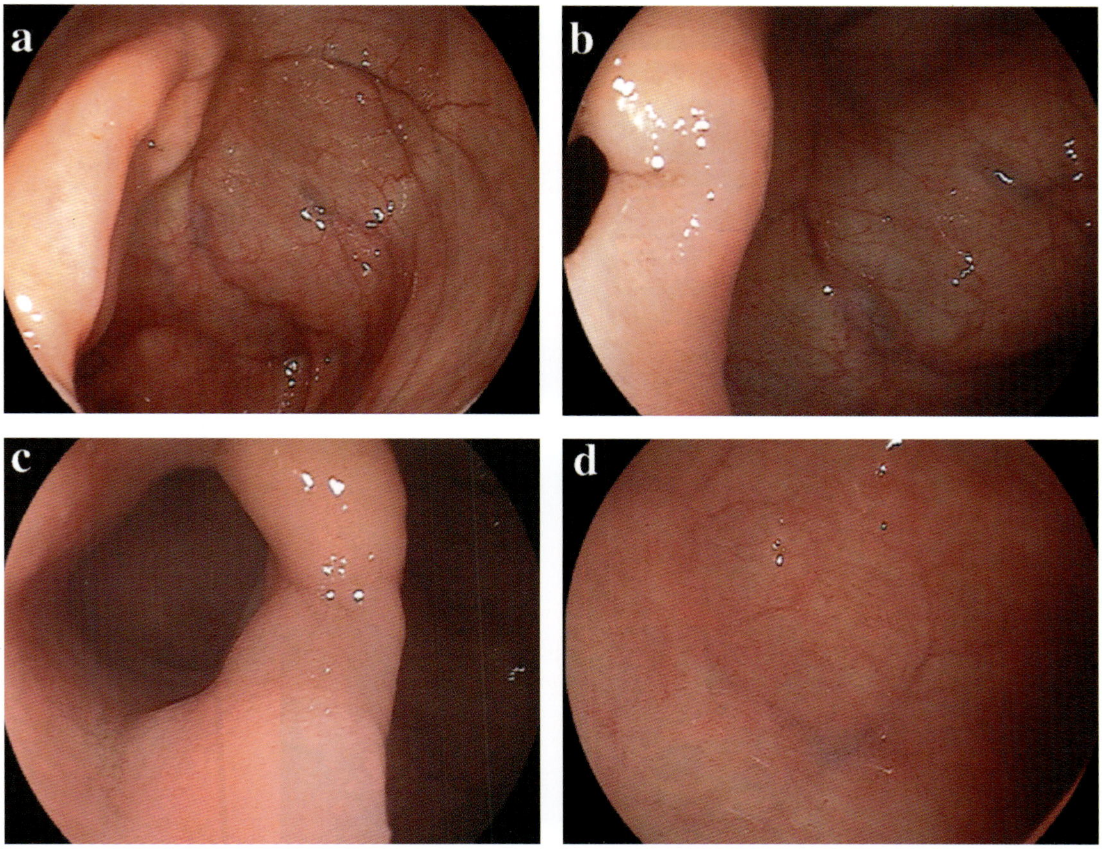

그림 33-1 회장 말단으로 삽입의 실제

a. 회맹판이 9시 방향에서 관찰된다.
b. 회맹판의 아랫입술 모양 쪽에 내시경을 접촉시킨다.
c. 내시경을 눌러 나가며 회장 말단에 삽입한다.
d. 조금 공기를 넣으면 회장 말단 점막이 확인된다.

용이하다. 윗입술 모양 쪽에 가려져 회장 말단의 출구를 확인하기 어려운 경우에는 우선 아래쪽에 내시경을 접촉시킬 때에 조금 송기해 회장 점막을 확인한다. 그 다음 내시경을 왼쪽으로 선회하면서 회장 말단에 삽입한다. 회맹판을 넘기 어려울 경우에는 장관 내의 공기량을 한층 더 줄이거나 앙와위에서 좌측와위로 체위 변환을 실시해 장관 내의 공기를 이동시킴으로써 내시경이 삽입하기 용이해지는 경우가 있다. 또한 손을 이용한 압박이 유용한 경우가 있다.

유착 등에 의해 회맹판이 9시 방향 이외에서 관찰되는 경우에도 기본적으로는 같은 앵글 조작으로 회장 말단에 삽입 가능하다.

트러블 회피법

맹장~회장 말단에 고통이 없이 순조롭게 삽입되기 위해서는 직장~상행결장에서 내시경이 루프를 형성하지 않고 휘는 현상이 없어야 되는 것이 필수 조건이다. 그러기 위해서는 상행결장에 삽입되면 한 번 내시경을 직선화되는 곳까지 충분히 뽑아내 내시경을 단축해 둔다.

초심자의 경우 횡행결장 도중에 맹단에 보여 우하복부의 압박이나 내시경의 투과광만으로 맹장이라고 오인하는 경우가 있어(내시경 첨단이 횡행결장에 있는 경우에도 우하복부에 있는 경우도 많다) 주의를 필요로 한다. 맹장에의 도달은 반드시 회맹판과 충수 개구부를 관찰하는 것으로 확인한다.

상행결장에서 맹장으로의 삽입 시에 내시경을 push하면 휘거나 반대로 회맹판이 멀어지는 경우가 있는데, 그때에는 장관 내의 공기의 흡인이나 피검사자에게 심호흡을 하게 해서 오른쪽 횡격막을 강하시키거나 체위 변환 및 손을 이용한 압박을 시도해 볼 수 있다.

One Point Advice

맹장~회장 말단에 삽입할 수 있는지 없는지는 내시경이 직선화되어 있는 것이 가장 중요하다. 상황에 따라 체위 변환, 손을 이용한 압박, 장관 내의 공기 흡인 등을 적절히 실시한다(그림 33-2).

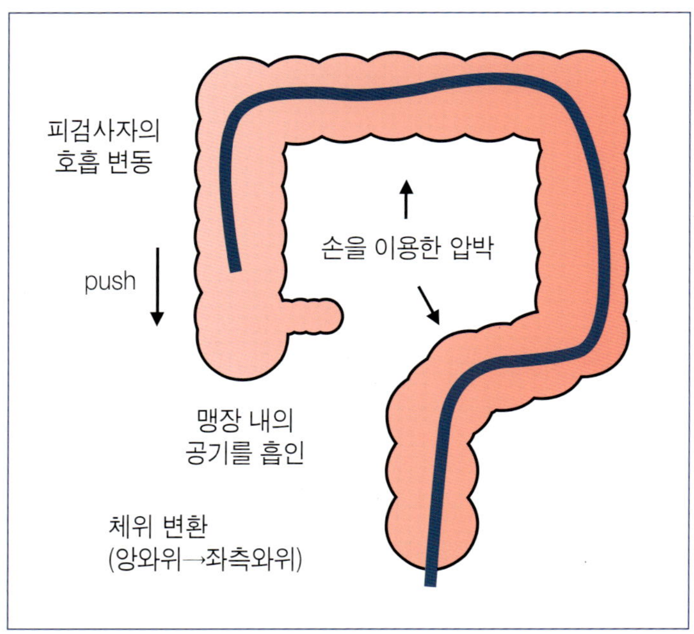

그림 33-2 맹장~회장 말단으로의 삽입의 포인트

34 체위 변환이 유용한 경우

蓮田 究*1 · 尾田 恭*2

기본 기법

대장 내시경 삽입의 기본은 Shinya의 일인 조작법으로, 좌측와위 그대로 맹장까지 삽입하는 것이다. 그러나 많은 증례에서 체위 변환을 실시함으로써 관강 내의 공기나 장액의 이동이나 장관의 주행의 변화, 장관외 장기의 압력을 이용하여 삽입을 용이하게 하는 것이 가능하다.

항문에서 직장, S자결장까지는 좌측와위로 삽입을 실시하는데, 관강을 파악할 수 없는 경우나 장관의 굴곡이 강한 경우에는 S자결장의 정상(S-top)에 도달한 후 앙와위로 하면 비교적 관강을 파악하기 쉬워지는 경우가 많다. 이것은 좌측와위에서는 S자결장이 좌측 아래쪽으로 이동해 버리기 때문에 그 일부에 강한 굴곡이나 과신장이 일어나지만 앙와위로 함에 따라 관강 내의 공기의 이동이 일어나고 또한 S자결장의 좌측 아래쪽으로의 이동이 억제되어 이러한 상태를 막기 때문이다.

또한 S자결장 하행결장 이행부(SD junction)로부터 하행결장, 비만곡부의 통과 시 SD junction의 굴곡이 강해 삽입이 곤란한 경우나 장액이 많아 관강의 확보가 곤란한 경우, 또한 비만곡부에서 내시경이 휘어 추진력이 첨단에 전해지지 않는 경우에는 우측와위로 변환하는 것이 유용하다. 이것은 체위 변환에 의해 공기나 장액이 이동해 굴곡되어 있던 장관이 신장되고, 또한 굴곡부에 둔화가 일어나 내시경의 삽입이 용이해지기 때문이라고 생각된다.

비만곡부로부터 횡행결장 중앙부(mid-T)에는 많은 경우 앙와위 또는 우측와위로 삽입 가능하다. 그리고 횡행결장 중앙부를 좌측 토크로 넘은 다음에 오른쪽으로 전환하면서 내시경을 당김으로써 간만곡부가 가까워진다. 거기서 공기량의 조절을 하면서 오른쪽으로 선회하여 상행결장으로 내시경을 떨어뜨리는 것이 간만곡부의 이상적인 통과법으로 보통은 앙와위로 문제가 없는 경우가 많다. 통과가 곤란한 경우에 좌측와위로 함으로써 간만곡부가 둔화하고, 또한 횡행결장이 진전함으로써 간만곡부의 단축화가 일어나 삽입이 용이해진다.

이상이 체위 변환을 이용한 대장 내시경 삽입의 기본이다. 각 체위에서의 장관 상태 및 장관 내의 공기나 장액의 이동을 그림에 나타낸다. (그림 34-1: 좌측와위, 그림 34-2: 앙와위, 그림 34-3: 우측와위)

* 服部胃腸科 1) 内視鏡室長, 2) 院長

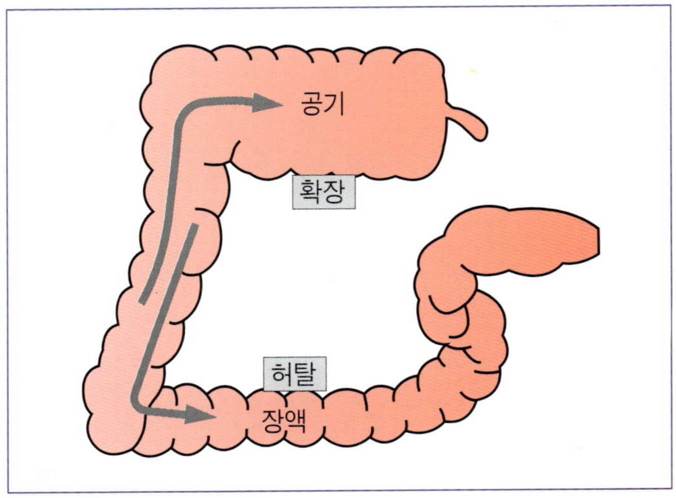

그림 34-1 좌측와위

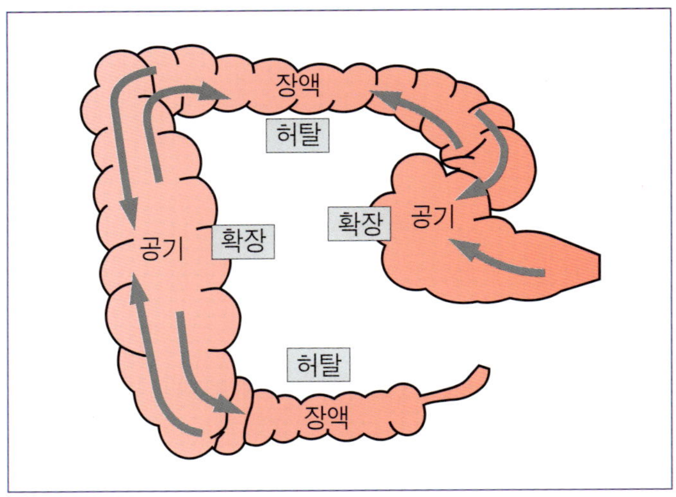

그림 34-2 앙와위

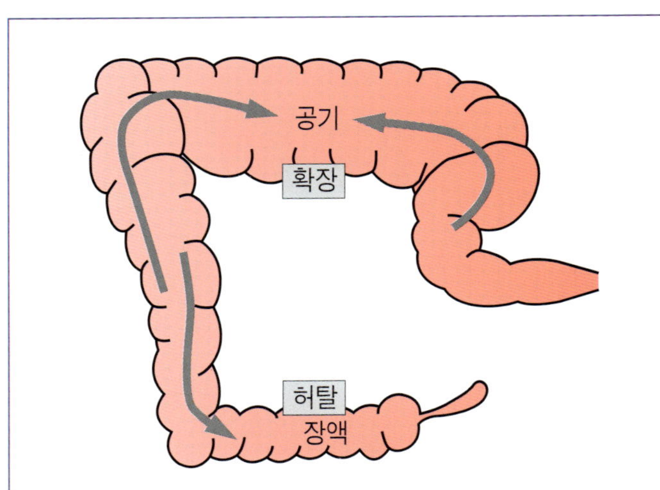

그림 34-3 앙와위

One Point Advice

체위 변환을 유용하게 이용하기 위해서는 내시경이 직선화되어 있는 것이 대전제이다. 내시경의 정확한 위치를 파악하지 않고 체위 변환을 실시해도 의미가 없다. 내시경이 직선화되어 있는 경우의 항문에서 내시경 첨단부까지의 최적 거리와 부위를 표 34-1에 나타낸다.

표 34-1 내시경 최적 거리 (직선화의 기준)

최적 거리	도달 부위
20 cm	S자결장 정상(S-top)
30 cm	SD junction
40 cm	비만곡부
60 cm	간만곡부
70~80 cm	맹장

35 반전법

津田純郎*

내시경 반전의 의의

대장 내시경은 전방 직시경이기 때문에 관찰할 수 있는 범위에 한계가 있다. 결장 점막주름이나 휴스턴판의 뒤쪽 등의 관찰 곤란 부위는 공기량의 조절이나 내시경 조작을 잘 익혀 해볼 수 있다. 그런데도 관찰이 불충분한 경우에는 내시경을 반전하여 구측에서 관찰한다. 내시경의 반전은 관찰 범위를 확대하여 병변의 간과를 방지할 뿐만 아니라 진단 · 치료에도 중요한 역할을 한다.

기본 기법과 요령

내시경을 장관 내에서 반전시키려면 우선 송기로 장관을 충분히 신장시키면서 오른손으로 내시경 샤프트를 조작해 내시경 첨단부를 관강의 가장 넓은 장소로 진행시킨다. 그리고 up · down 앵글 노브를 왼손 엄지로 up 방향으로 천천히 회전시켜 반전을 개시한다(그림 35-1). 또한 up 방향으로 앵글 노브를 회전시키면 내시경 첨단부는 장관벽에 접촉할 것 같거나 또는 접촉한다(그림 35-2). 이 주변에서 up · down 앵글 노브와 left · right 앵글 노브로 왼손 엄지를 걸어 두 앵글 노브를 함께 up과 left 방향으로 회전시킨다. 이 왼손의 조작과 동시에 오른손으로 내시경 샤프트를 밀어 삽입하는 동작을 함께 한다(그림 35-3).

넓은 공간을 이용해 왼손에 의한 앵글 조작, 오른손에 의한 내시경 샤프트 조작을 조절하여 실시하는 것이 중요하다. 반전의 해제는 반전 시와 반대로 조작한다.

트러블 회피법

장관 상태에 따라 내시경의 반전이 제한되는 경우가 있다. 함부로 반전 조작을 실시하면 내시경 첨단부에 의한 장벽의 과신장에 의해 장관벽 손상뿐만 아니라 천공이라고 하는 중대한 합병증을 야기한다. 반전 조작에는 엄중한 주의가 필요하다. 위험을 피하기 위해서는 ① 반전

* 福岡大学筑紫病院消化器科助教授

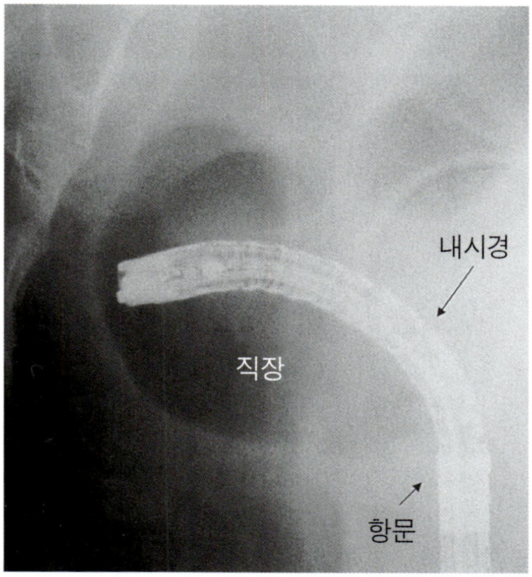

그림 35-1 직장 내에서의 내시경 반전 (X선 측면 화면)[1)]

공기를 충분히 넣어 직장벽을 신장시킨 상태로 반전을 개시

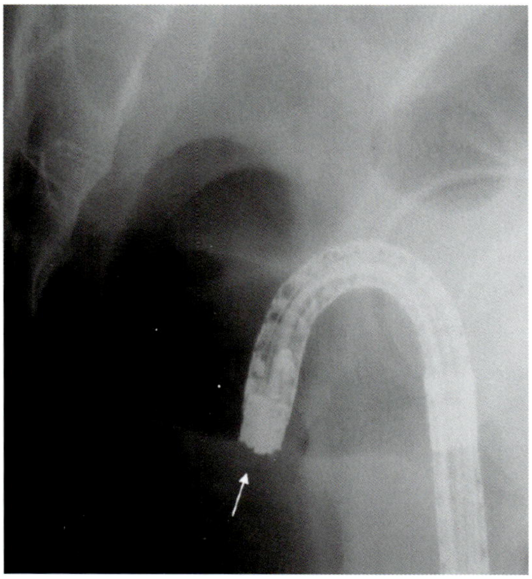

그림 35-2 직장 내에서의 내시경 반전 (X선 측면 화면)[1)]

반전 조작에 의해 내시경 첨단부는 직장 후벽에 접하고 있다(화살표).

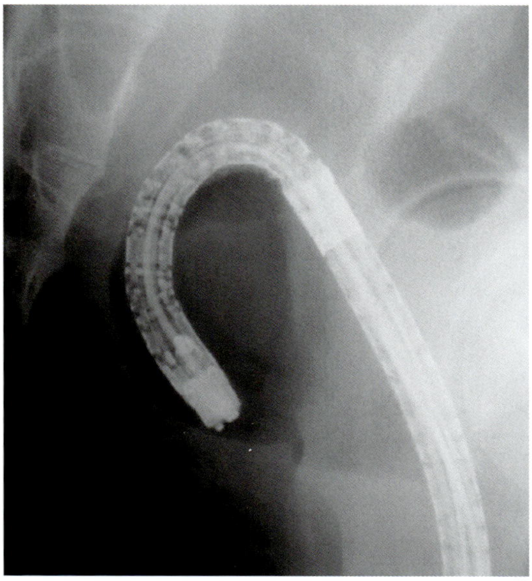

그림 35-3 직장 내에서의 내시경 반전 (X선 측면 화면)[1)]

그림 35-2의 상태로 내시경을 구측으로 진행하면서 앵글 조작을 계속하면 직장벽을 과신장하는 일 없이 반전할 수 있다.

할 수 있는 충분한 넓이가 있는 장소에서 실시할 것 ② 기본 기법에 따라 내시경을 조작할 것 ③ 내시경을 천천히 조작할 것 ④ 가능한 한 내시경 첨단부를 장관에 접촉시키지 않는 것이 중요하다.

또한 직경이 큰 내시경으로 반전이 어려운 경우는 직경이 작은 내시경을 선택할 필요가 있다. 내시경 첨단 가동부 반경과 첨단부 외경이 가는 내시경이 같은 넓이의 관강 내에서 작은 회전이 효과가 있어 조작하기 쉬운 것은 말할 나위도 없다.

반전 시에 내시경 첨단부가 장관벽에 접촉해 앵글 조작에 저항을 느끼는 경우는 반전을 단념해야 한다. 무사하게 반전하더라도 해제할 수 없게 되는 경우도 있다.

One Point Advice

반전하려면 사용하는 내시경에 맞는 충분한 넓이를 필요로 하기 때문에 어디서나 반전할 수 있는 것은 아니다. 일반적으로 상행결장, 횡행결장, 직장에서는 비교적 간단하게 반전 가능하지만 하행결장이나 S자결장에서의 반전은 어려운 경우가 많다.

반전하는 부위마다 반전 시에 내시경 첨단이 향할 방향을 알아 둘 필요가 있다. 내시경을 맹장에 도달시킨 후의 회수 시에 내시경을 반전시키면 보통 내시경 첨단부는 상행결장에서는 몸의 중심으로, 횡행결장에서는 몸의 두측(頭側)을 향하여 반전된다. 직장에서는 배측(背側)을 향하여 반전된다.

참고문헌

1）津田純郎：直腸の内視鏡反転観察法. 早期大腸癌 **4**：471-474（2000）

IV

내시경으로 진단된 특징적인 증례

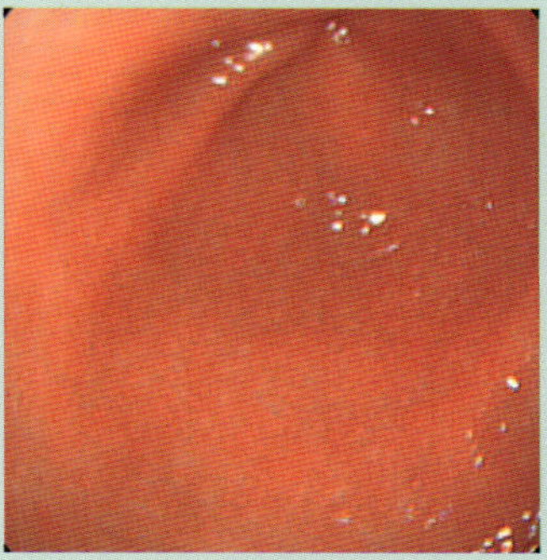
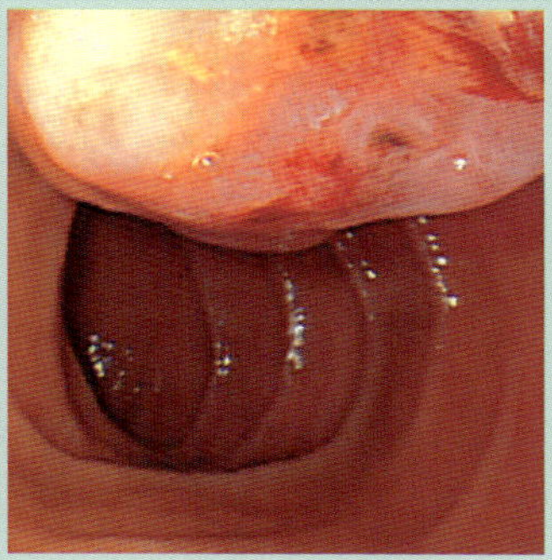
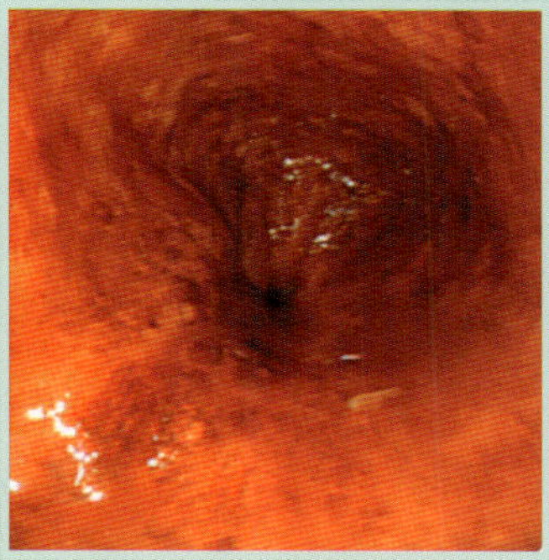
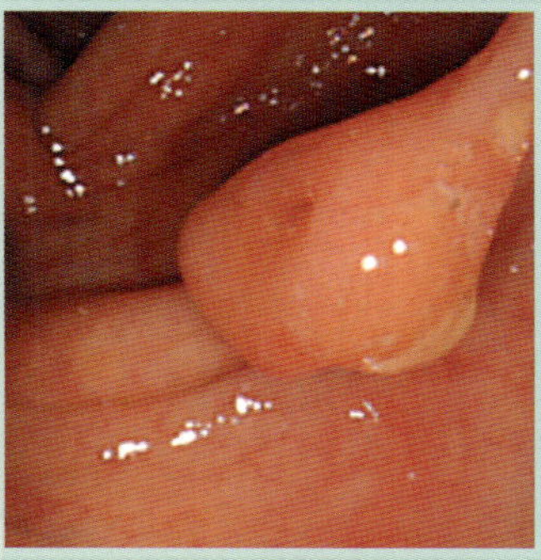
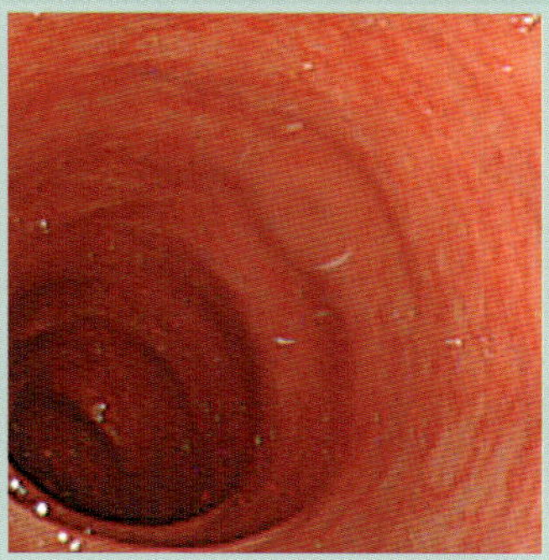

1 진단이 곤란했던 점막 하에 침윤한 식도암

高橋盛男*

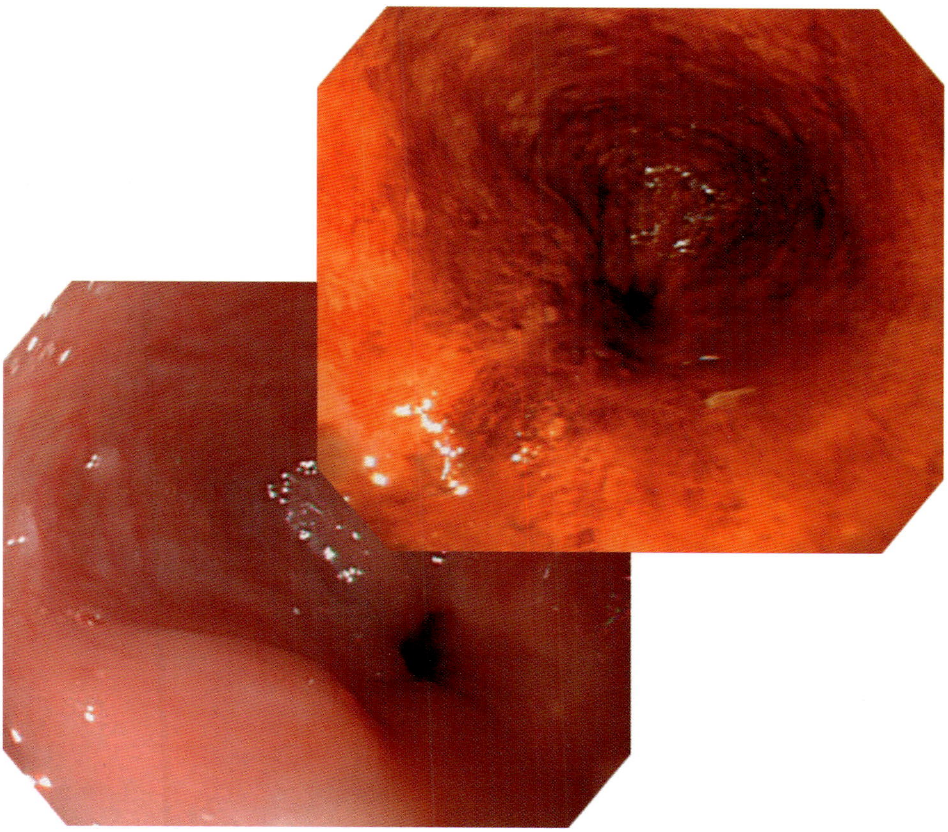

식도암(편평상피암)은 협착에 이르는 것 같은 증례에서는 진단이 곤란한 경우는 적다. 본 증례는 55세의 남성으로, 가슴이 결리는 느낌을 호소하여 당과에서 진찰을 받았다. 내시경으로 문치열(門齒列)에서 25 cm에 약 3.5 cm에 걸친 협착이 보였다. 협착 부위는 직경이 작은 내시경으로 겨우 통과 가능했다. 육안으로는 점막은 거의 정상적으로 보였다. 요오드 염색을 시행했지만 분명한 불염대는 보이지 않았다. 협착부의 입구 부근과 협착부로부터 생검을 시도했지만 모두 정상이었다. 초음파 내시경을 시행했는데 협착부에서 구측(口側)으로 편측성 종양이 보였다. 초음파 내시경으로 종양이 있다고 생각되는 부위를 bite on bite로 생검했는데 중등도 분화 편평상피암이 확인되었다. 점막 아래에 침윤해 증식했기 때문에 진단이 곤란했던 증례이다.

* 獨協医科大学越谷病院消化器内科助教授

2 H. pylori 제균 후의 MALT 림프종

高橋盛男*

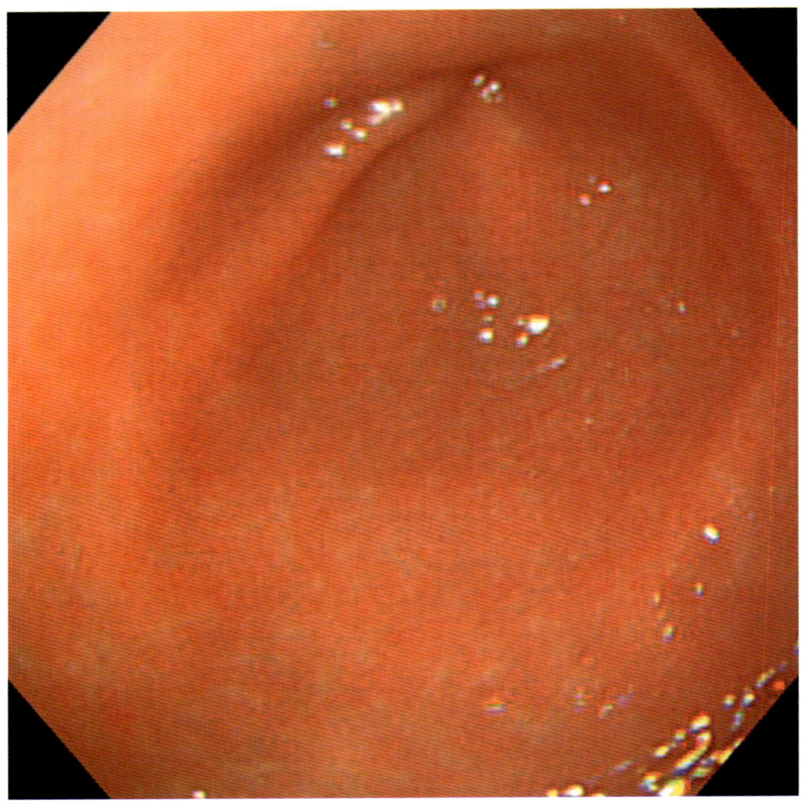

저등급(low grade) MALT(mucosaassociated lymphoid tissue) 림프종은 고등급(high grade) 림프종으로 진행된다고 생각되고 있다. Low grade MALT 림프종에 대해서 *H.pylori*의 제균은 초치료로 적절하다고 인정되고 있다. 실제 *H. pylori* 제균 후 55~100%의 증례에서 MALT 림프종은 소실한다.

본 증례는 48세의 여성으로, low grade MALT 진단을 기초로 *H.pylori* 제균을 했다. 제균은 성공하여 육안으로는 low grade MALT 림프종은 완전히 소실하였다. 반흔도 불분명하다. 우연히 블라인드로 생검 시행하였는데 병리조직학적으로는 low grade MALT 림프종의 잔존이 밝혀졌다.

H. pylori 제균으로 육안으로는 MALT가 소실한 경우에도 충분한 경과 관찰이 필요하다는 것을 시사한다.

* 獨協医科大学越谷病院消化器内科助教授

3 십이지장의 GIST

高橋盛男*

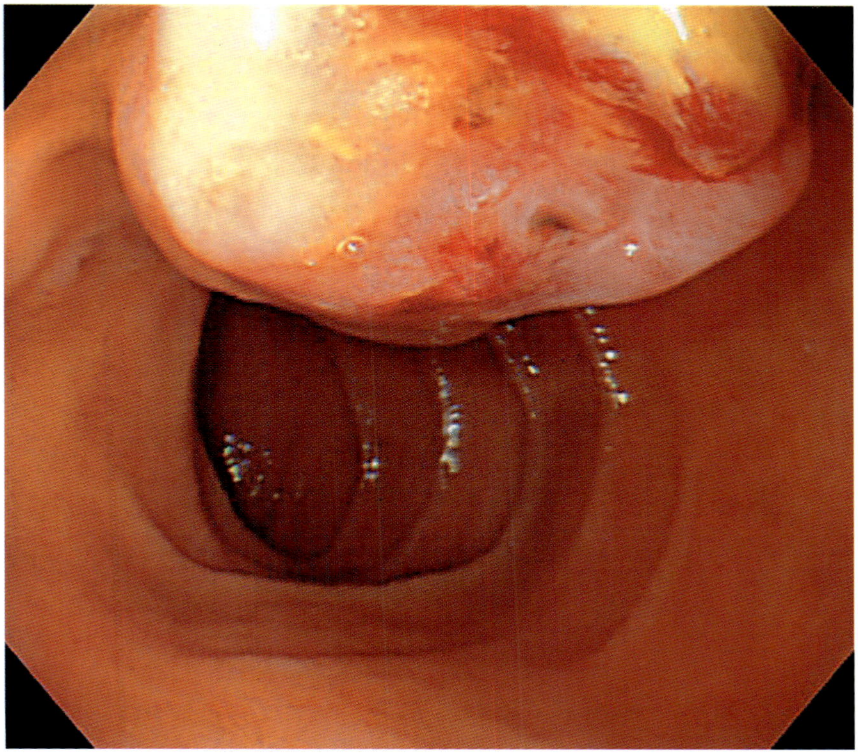

GIST란 gastrointestinal stromal tumor의 약어로 최근 병리조직학적인 질환 단위로서 확립되었다. 그 유래는 소화관 연동의 페이스메이커 기능을 가진 Cajal 세포라고 일컬어지고 있다. 내시경적으로는 점막하 종양(SMT)으로 보인다. 증례는 62세의 여성으로, 2001년부터 흑변이 반복되고 있었다. 2004년 6월 흑변을 호소하여 진찰을 받았다. 헤모글로빈이 7.9로 저하되어 있어 내시경을 시행했는데 사진과 같은 병변이 십이지장 하행각에서 볼 수 있었다. 약 30 mm의 크기로 융기는 완단하게 일어나 표면의 점막은 주위와 같았고 중앙에 궤양을 형성하고 있었다. 활동성 출혈은 확인되지 않았지만 다른 출혈원도 없어 출혈의 원인이라고 생각되었다. 초음파 내시경에서는 병변은 고유근층부터 점막 하층에 걸쳐 국한되어 있었다. 반드시 악성이라도 진단할 수 없지만 출혈의 원인이므로 수술이 필요하다고 판단되었다.

* 獨協医科大学越谷病院消化器内科助教授

4 과형성암

高橋盛男*

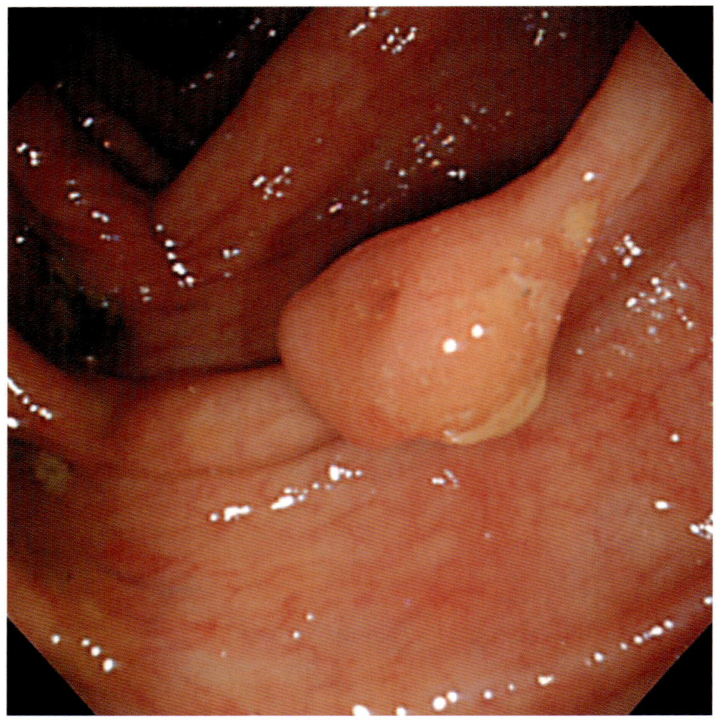

과형성성 용종은 정상적인 표피 형성, 성숙 과정에서 이상이 생길 때 나타난다고 생각되고 있다. 대부분이 직장 또는 S자결장에서 보이고 크기도 5 mm 이하이다. 남성에게 많고 남 : 여 = 3 : 1 정도이다. 임상적으로는 암화(癌化)되는 경우가 없기 때문에 중요시되지 않았다. 치료, 경과 관찰도 필요하지 않다고 생각되고 있다. 그러나 1 cm 이상의 과형성 용종에서는 보기 드물게 내부에 선종이 나타나거나 드물게 선암이 발견되는 경우도 있다.

증례는 64세 남성으로, 건강 진단에서 변잠혈 반응이 양성이었기 때문에 진찰을 받고 대장 내시경을 시행하였다. 상행결장에 사진과 같은 지름 7 mm 정도의 융기성 병변을 볼 수 있었다. 색조는 거의 주위의 점막과 동일했다. 점막적제술을 시행하였다. 병리조직학적으로는 대부분이 과형성 용종에 해당하였고 일부에서 중등도 분화의 선암을 볼 수 있었다. 종양은 점막근판에도 침윤하고 있었다. 작은 과형성 용종의 일부에 암화(癌化)를 보인 드문 증례이다.

* 獨協医科大学越谷病院消化器内科助教授

5 NSAIDs 기인성 대장염

高橋盛男*

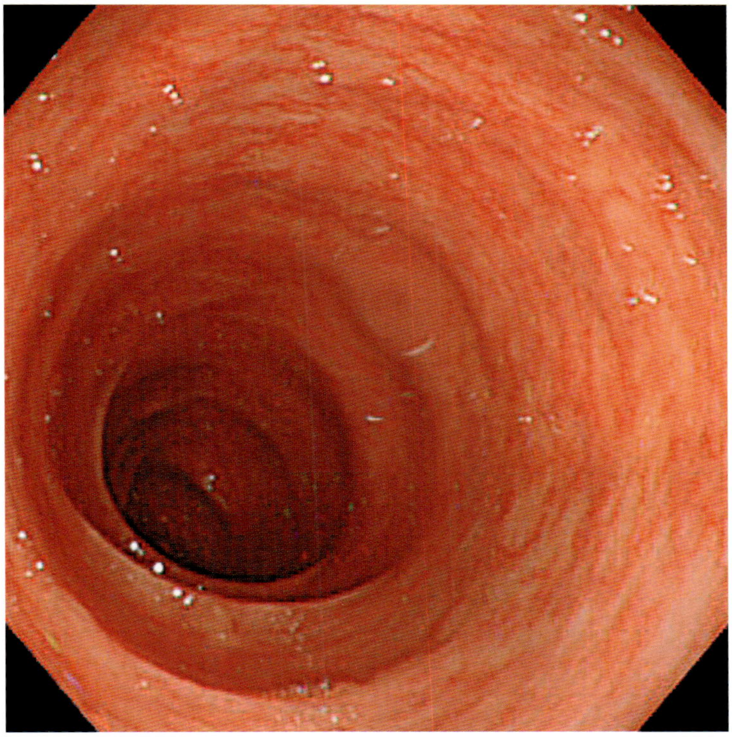

NSAIDs 기인성 위 점막 손상은 잘 알려져 있는데 대장 점막도 손상될 수 있다. NSAIDs의 장기 복용 환자 중 대장에 궤양이 생겨 출혈하는 경우는 드물지 않다. 또한 대장 전역에 미만성 염증을 유발하는 경우도 알려져 있다. 좌약제제는 직장 근처에 병변이 나타나는 경우도 많지만 경구복용약은 대장 전역에 미만성 염증을 일으키는 것으로 보고되고 있다.

증례는 69세의 남성으로, 1년 전에 경추간판탈출증 수술을 하고 그 후 통증의 조절을 위해 볼타렌(voltaren)® 좌약 50 mg을 매일 사용하고 있었다. 반년 전보다 1일 2~3회의 묽은 설사가 발견되었다. 진찰을 하여 하부 소화관 내시경으로 사진과 같은 소견을 얻을 수 있었다. 전결장에 혈관 투영이 불량하고 점막 부종이 관찰되었다. 병리조직적으로는 염증 세포의 침윤과 섬유화가 보여 만성의 비특이적인 염증이었다. 궤양성 대장염과의 감별이 필요했지만 NSAIDs를 중지하는 것으로 좋아졌기 때문에 NSAIDs 대장염이라고 진단했다.

* 獨協医科大学越谷病院消化器内科助教授

한글 찾아보기 INDEX

ㄱ·ㄴ·ㄷ

ㄹ·ㅂ·ㅅ

ㅇ·ㅈ·ㅊ

ㅌ · ㅍ · ㅎ

영문 찾아보기 INDEX

A · C · G · H · J · K · L

M · N · P · R · S · U · W

기타